Marcus Rall, Jörg Zieger
unter Mitarbeit von
M. Hohenhaus,
S. von Paczynski

Via medici Buchreihe
Akute Notfälle

Die Publikation dieses Buches ist mit freundlicher Unterstützung der
Vereinten Krankenversicherung AG – Unternehmenskommunikation –
verwirklicht worden.

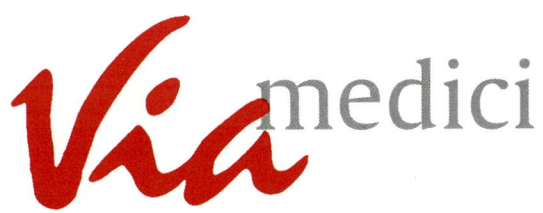

Marcus Rall, Jörg Zieger
unter Mitarbeit von M. Hohenhaus,
S. von Paczynski

Akute Notfälle

Erkennen und richtig behandeln

Georg Thieme Verlag
Stuttgart · New York

Dr. med. Marcus Rall
Universitätsklinikum Tübingen
Klinik für Anaesthesiologie
Tübinger Patienten-Sicherheits- und
Simulations-Zentrum
Hoppe-Seyler-Straße 3
72076 Tübingen
Email: dr.rall@t-online.de

Dr. med. Jörg Zieger
Universitätsklinikum Tübingen
Klinik für Anaesthesiologie

*Die Deutsche Bibliothek –
CIP-Einheitsaufnahme*

Rall, Marcus
Akute Notfälle / Marcus Rall. – 1. Aufl. –
Stuttgart : Thieme, 2001

© 2001 Georg Thieme Verlag
Rüdigerstraße 14, D-70469 Stuttgart
Unsere Homepage:
http://www.thieme.de

Zeichnungen: Christiane und Dr. Michael
   von Solodkoff, Neckargemünd
Umschlaggestaltung: Thieme
   Verlagsgruppe
Fotos: Björn Hänssler,
   www.bopicture.de
Satz: Druckhaus Götz GmbH,
   Ludwigsburg
Druck und Verarbeitung:
   Druckhaus Götz GmbH, Ludwigsburg

ISBN 3-13-127981-8   1 2 3 4 5 6

Wichtiger Hinweis: Wie jede Wissenschaft ist die Medizin ständigen Entwicklungen unterworfen. Forschung und klinische Erfahrung erweitern unsere Erkenntnisse, insbesondere was Behandlung und medikamentöse Therapie anbelangt. Soweit in diesem Werk eine Dosierung oder eine Applikation erwähnt wird, darf der Leser zwar darauf vertrauen, dass Autoren, Herausgeber und Verlag große Sorgfalt darauf verwandt haben, dass diese Angabe **dem Wissensstand bei Fertigstellung des Werkes** entspricht.

Für Angaben über Dosierungsanweisungen und Applikationsformen kann vom Verlag jedoch keine Gewähr übernommen werden. **Jeder Benutzer ist angehalten,** durch sorgfältige Prüfung der Beipackzettel der verwendeten Präparate und gegebenenfalls nach Konsultation eines Spezialisten festzustellen, ob die dort gegebene Empfehlung für Dosierungen oder die Beachtung von Kontraindikationen gegenüber der Angabe in diesem Buch abweicht. Eine solche Prüfung ist besonders wichtig bei selten verwendeten Präparaten oder solchen, die neu auf den Markt gebracht worden sind. **Jede Dosierung oder Applikation erfolgt auf eigene Gefahr des Benutzers.** Autoren und Verlag appellieren an jeden Benutzer, ihm etwa auffallende Ungenauigkeiten dem Verlag mitzuteilen.

Danksagung

Für die Durchsicht des Manuskriptes gilt unser Dank den Herren Dr. M. Schulze, Dr. H. Deusch und Dr. J. Steiner. Dem Direktor der Abteilung für Anaesthesiologie Herrn Professor Dr. K. Unertl gebührt Dank für die Ermunterung zu den Ursprüngen unserer Notfall-Fibel.

Als außerordentlich angenehm und konstruktiv fiel die Zusammenarbeit mit den Programmplanerinnen Frau Dr. Bettina Hansen und vor allem Frau Dr. Eva-Cathrin Schulz auf. Ihnen gilt unser besonderer Dank für das Verständnis für den Charme des Werkes und dessen Konzeption, sowie für die professionelle gemeinsame Umsetzung und Gestaltung. Die besonders gute Ausstattung mit zahlreichen neuen Abbildungen ermöglichte uns eine besonders praxisnahe Darstellung. Diesbezüglich auch unser Dank an den Georg Thieme Verlag und das Produktionsteam.

Schließlich möchten wir uns noch bei all jenen Menschen bedanken, die während der Erstellung von Akute Notfälle vergeblich auf uns gewartet haben!

M. Rall, J. Zieger, M. Hohenhaus, S. von Paczynski

Vorwort

Alle Personen, die mit Notfallpatienten konfrontiert werden könnten, sind Zielgruppe dieses praxisnahen ViaMedici-Titels Akute Notfälle: Medizinstudenten, Pflegekräfte und Rettungsdienstpersonal, aber auch Ärzte, die ihre notfallmedizinischen Basiskenntnisse kurz und praxisnah auffrischen wollen. Die allgemeinverständliche und aufgelockerte Sprache ermöglicht es Feuerwehrleuten und Polizisten, ebenso wie interessierten Laien (oder Angehörigen von Risikopatienten) praktisch relevantes Wissen für die Versorgung von Notfällen aufzubauen.

Der Notfall ist immer unerwünscht und ungünstig: Häufig sind die Bedingungen nicht gut und man ist zunächst alleine; dem Patienten geht es sehr schlecht und er braucht akute medizinische Hilfe, um zu überleben. Der Helfer, der sich jetzt vor Ort befindet, ist die beste (verfügbare) Hilfe und der Patient hat meist nur diese eine Chance.

Dementsprechend ist es wichtig, die Sofortmaßnahmen im Notfall gut zu beherrschen. Da man nie weiß, wann ein Notfall eintritt und selten Zeit bleibt nachzulesen oder auf Hilfe zu warten, ist eine gute Vorbereitung das A und O für die weitere Prognose des Patienten.

Akute Notfälle soll helfen, wirklich praxisnah die wichtigsten Sofortmaßnahmen zu erlernen und ausführen zu können. Die Autoren sind klinisch tätige Anästhesisten und haben viel Erfahrung in der notfallmedizinischen Ausbildung von Studenten, Pflegekräften, Rettungsdienstpersonal, Feuerwehrleuten und Laien gesammelt. Diese Kenntnisse sollen in diesem Werk für den Leser umgesetzt und zugänglich gemacht werden.

ViaMedici Akute Notfälle ist kein Lehrbuch für Notfallmedizin. Für eine sichere Versorgung von Notfallpatienten bedarf es einer professionellen Ausbildung und praktischer Erfahrungen. Akute Notfälle will absichtlich keine Vollständigkeit garantieren, sondern möchte praxisorientiert, in anschaulicher Weise wichtige Techniken und typische Abläufe, die immer wieder benötigt werden, vermitteln. Dieses Werk enthält außerdem Tipps und Tricks aus der Praxis und einige Kapitel zu Themen, die sonst eher selten zu finden sind (allgemeiner Umgang mit Notfallpatienten, mit aggressiven und betrunkenen Patienten, Aspekte des Zwischenfallsmanagement CRM, Hilfe für den Helfer u. a.). Akute Notfälle ist gedacht als Hilfe bei der Versorgung von Notfallpatienten, zur Auffrischung von Wissen und soll „immer mal wieder" gelesen werden. Nur so werden diese wichtigen Techniken und Zahlen im Ernstfall „wie im Schlaf" beherrscht.

Die Autoren hoffen, dazu beitragen zu können, dass im entscheidenden Moment die richtigen lebensrettenden Maßnahmen für den Notfallpatienten getroffen werden können.

Viel Spaß beim Lesen und viel Erfolg bei der Betreuung von Notfallpatienten!

Tübingen, im August 2001

M. Rall,
J. Zieger,
M. Hohenhaus,
S. von Paczynski

Inhaltsverzeichnis

1 Basismaßnahmen

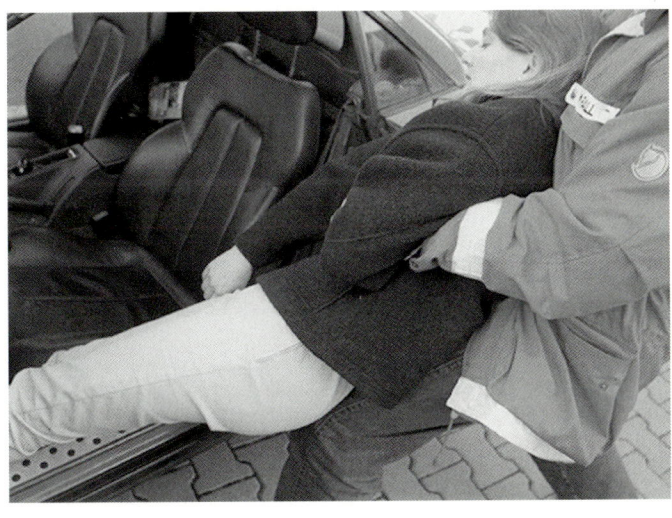

1.1 Allgemeine Leitsätze für die Notfallmedizin

- Bewusst Ruhe bewahren.
- Nicht hektisch, aber zügig und konsequent handeln.
- Aufgaben klar und eindeutig delegieren.
- **Mit** dem Patienten reden und nicht mit anderen **über** ihn!
- Den **Patienten** behandeln, nicht das EKG-Bild.
- Im Notfall auf **vertraute** Techniken zurückgreifen, keine Experimente.
- Im Zweifel auf Nummer sicher gehen.
- Man soll seine Grenzen kennen und erkennen – das bedeutet: Rechtzeitig qualifizierte Hilfe anfordern.
- Man darf sich weder durch den Patienten, noch durch die Umstände, noch durch die Angehörigen von den medizinisch richtigen Entscheidungen abbringen lassen.
- Der Notfallort ist nicht der Ort für saloppe und coole Äußerungen: Der Patient wird nicht „gegrillt", sondern defibrilliert, ein Opiat ist nicht „das Gift", und die 25 ml-Flasche Adrenalin ist nicht „das Partyfass"!
- Basismaßnahmen müssen **ununterbrochen**, korrekt und konsequent durchgeführt werden: Freihalten der Atemwege, Versorgung mit Sauerstoff, Herzdruckmassage und Defibrillation. Durch erweiterte Maßnahmen (Gabe von Medikamenten, Legen eines i.v.-Zuganges usw.) dürfen diese nicht oder nur kurz behindert werden.
- Notfallmedikamente fast immer als Bolus geben und mit NaCl oder Infusion nachspülen.
- Der Notfallort ist nicht der Ort für homöopathische Dosierungen.
- Bei einem Notfall ist der Patient akut gefährdet: Handeln wir nicht, bleibt das so.
- Überall sollte man sich über Standort und Ausstattung der Notfallkoffer informieren.
- Speziell mit Defibrillatoren sollte praktisch geübt werden, eine Verzögerung durch Unkenntnis des vorhandenen Gerätes ist untragbar. Fragen, wo der „zuständige Defi" steht und damit vertraut machen.
- Bei der Reanimation ist der Patient schon klinisch tot. Sind wir nicht erfolgreich, bleibt er es auch.

1

■ Merksätze

Die Notfallmedizin lebt von schnell abrufbarem Wissen und Handeln. Einfache Merksätze sind besonders hilfreich (exaktes Hintergrundwissen vorausgesetzt). Beispiele:

- Der Patient braucht Sauerstoff, nicht den Tubus! (gilt für das Atemwegsmanagement).
- No one is dead, until he is warm and dead! (gilt für unterkühlte Patienten).
- If in doubt, take it out! (gilt für Tubus und i. v.-Zugang bei nicht sicherer Platzierung).
- Life before limb! (d. h. Sicherung der Vitalfunktion hat Vorrang vor der Versorgung von weniger bedeutsamen Verletzungen, z. B. an Extremitäten, aber auch an der Wirbelsäule!).
- Ein Patient in stabiler Seitenlage ist nicht stabil (man kann auch in stabiler Seitenlage sterben).
- Helden sterben oft (gilt für vorschnelles, kopfloses „Helfen wollen").
- Ein toter Helfer, ist ein schlechter Helfer (gilt für den Selbstschutz bei der Rettung).
- Zugang legen heißt Blutzucker messen (sollte im Zweifel immer bestimmt werden).
- Hepatitis ist gefährlicher als Aids (Kanülen nie herumliegen lassen, ein kleiner Stich genügt).

1.2   Die erste Minute

1

Ziel ist es, die **Vitalfunktionen** des Patienten zu überwachen, bei Bedarf zu stabilisieren oder wiederherzustellen. Vitalfunktionen sind **Atmung**, **Kreislauf** (Herzfrequenz und Blutdruck), **Bewusstseinslage** (Schutzreflexe, Reaktionen, Orientierung) und im weiteren Sinne auch die **Körpertemperatur**.

Weitere wichtige Faktoren sind Schmerzen, Angst, Blutverlust und Frieren (Wärmeverlust). Jeder Patient sollte beruhigt werden; durch Anfassen und Sprechen, aber oft auch unter Verwendung von Beruhigungsmitteln (Valium, Dormicum). Außerdem sollte frühzeitig mit einer wirklich effektiven Schmerztherapie begonnen werden. Bei Blutverlust sollten eine Blutstillung und ein effektiver Volumenersatz durchgeführt werden. Der Patient ist immer vor Auskühlung zu schützen (Folie, Decken, warme Umgebung).

■ Ruhe bewahren!
- Eigenschutz beachten („Helden" sterben oft).
- Kurzen Überblick verschaffen.
- Patienten ansprechen (an Schwerhörige denken).
- Patienten in geeignete Umgebung bringen (aus der Gefahrenzone, in einen größeren Raum).
- Platz für die Behandlung schaffen.

■ Patienten ansprechen, ggf. anfassen!
- Ist der Patient wach?
- Ggf. Weckreiz setzen: Vorsichtig Esmarch-Handgriff durchführen (s. S. 29) oder Schmerzreiz an gut erreichbaren Körperstellen setzen, z. B. unter dem Schlüsselbein eine Hautfalte hochziehen und drehen oder in die Nasenscheidewand kneifen – aber Vorsicht vor starker und gezielter Abwehrreaktion des Patienten!

■ Hören, Sehen, Fühlen: Atmet der Patient? Schlägt das Herz noch?
- Atemgeräusche?
- Sichtbare Atembewegungen?
- Fühlbare Atembewegungen? (Je eine Hand auf Brustkorb und Oberbauch des Patienten legen: bei Bauchatmern und Menschen mit Lungenemphysem bewegt sich der Brustkorb bei der Atmung kaum!)
- Karotispuls fühlen (auf beiden Seiten, aber nicht gleichzeitig!).
- Frühestmöglich Notarzt rufen und Hilfe holen! Besonders bei mehreren Personen **eine bestimmte Person ansprechen**, also:

1

„Rufen Sie den Notarzt" statt „Ruf' mal jemand den Rettungs-dienst!", da sonst die Gefahr besteht, dass sich niemand angespro-chen fühlt und jeder denkt, der andere wird es schon machen!

- Bei Bedarf 2 × **beatmen**.
- Bei Bedarf und im Zweifel mit der **Reanimation** beginnen (s. S. 46).
- Unverzüglich mit den begonnenen Maßnahmen fortfahren.
- Den Zustand des Patienten (Vitalfunktionen!) immer wieder überprüfen.

❗ *Merke:* Die meisten akuten Notfälle sind allein und ohne profes-sionelle Hilfe (Notarzt) nicht zu beherrschen. Die Basismaßnah-men retten den Patienten, bis der Notarzt kommt. Genau deshalb sind sie so wichtig!

1.3   Die ersten 10 Minuten

Nachdem man überprüft hat, ob der Patient akut reanimiert werden muss (s. „Die erste Minute"), macht man sich ein genaueres Bild vom Patienten und führt evtl. parallel die ersten Maßnahmen durch.

Der Selbstschutz darf nie vernachlässigt werden (ein toter Helfer ist ein schlechter Helfer). Dies gilt besonders bei der Rettung von Patienten aus Gefahrenzonen (s. Rettung aus dem Auto S. 11).

Die **Lagerung** des Patienten stets sorgfältig durchführen, besondere Vorsicht ist bei Traumapatienten geboten (s. Lagerung S. 14).

Die Überprüfung des **Bewusstseins** und der **Atmung** sind oft die ersten Maßnahmen (s. Atemwegsmanagement S. 28). Danach erfolgt die Messung des Blutdrucks. Es gilt die **Vitalfunktionen** des Patienten zu erhalten bzw. zu stabilisieren. Dazu ist keine Diagnose notwendig! In der Notfallmedizin werden oft Vitalfunktionen therapiert, ohne dass man genau weiß, woher die Störung kommt.

Fast jeder Notfallpatient sollte (auch prophylaktisch) einen intravenösen **Zugang** gelegt bekommen (s. Zugang S. 23). Damit hat man die Möglichkeit, dem Patienten jederzeit etwas spritzen zu können, falls sich sein Zustand akut verschlechtern sollte. Dazu gehört es auch, den Zugang nach dem Legen „transportsicher" zu verkleben.

Man sollte es sich zur Gewohnheit machen, bei jedem Zuganglegen den **Blutzucker** zu bestimmen; in jedem Fall muss dies aber bei bewusstseinsgestörten oder bewusstlosen Patienten erfolgen.

Die **Anamnese** ist sehr wichtig. Allergien, Vorerkrankungen, Operationen und regelmäßig eingenommene Medikamente sind wichtige Informationen und können oft schon den Weg der Diagnose beleuchten. Bei Notfallpatienten ist man oft auch auf eine „Fremdanamnese" angewiesen, d. h. auf Informationen von Dritten (Angehörige, Freunde, Nachbarn). Bei Unfällen ist es wichtig zu erfahren, wie sich der **Unfall** ereignet hat (Unfallmechanismus).

Man sollte immer möglichst viele Informationen zusammentragen, um später das Puzzle der Diagnose mit den eigenen Untersuchungen ergänzen zu können.

1.4   Zum Umgang mit dem Notfallpatienten

1

■ Die Situation

Ein Notfall kann in der häuslichen und privaten Umgebung des Patienten, aber auch in öffentlichen Gebäuden, auf der Straße oder in Krankenhauszimmern auftreten. Allen Situationen gemeinsam ist, dass der Notfallpatient in einem elementaren Teil seines Lebens, der Gesundheit, die Kontrolle über die eigenen Lebensumstände verloren hat. Er empfindet sich als „Häufchen Elend" inmitten seiner jeweiligen Umgebung, zu der „Fremde" (der Ersthelfer, der Nachbar, der Rettungsassistent, der Notarzt) Zutritt bekommen und sich ein schonungslos offenes Bild über den augenblicklichen Zustand und über seine Lebensverhältnisse (z. B. in der eigenen Wohnung) machen können. Die Furcht, der „Fremde" könnte die Situation negativ einschätzen, verstärkt das Gefühl von Scham, Schuld und Ausgeliefertsein.

! *Merke:* Was für den Retter Routine ist, empfindet der Patient als ungewohnt und möglicherweise bedrohlich!

■ Das richtige Verhalten der Helfer

Das richtige Verhalten der Helfer muss deshalb von Verständnis, Ruhe und Einfühlungsvermögen gekennzeichnet sein, um dem Patienten das Gefühl von Würde und Selbstbestimmung zu erhalten oder wiederherzustellen. Dabei ist besonders wichtig:

- **Zuerst mit** dem Patienten sprechen und nicht mit anderen **über** ihn.
- Patient mit seinem Namen ansprechen und sich ihm vorstellen, eventuell mit der jeweiligen Funktion („Mein Name ist Dr. Müller, ich habe heute Notarztdienst" – „Mein Name ist Müller, ich bin Rettungsassistent").
- Auf Maßnahmen hinweisen, bevor man sie durchführt, z. B.: „Wir legen Sie jetzt auf den Rücken; messen den Blutdruck; kleben die EKG-Elektroden auf ihren Oberkörper; desinfizieren die Haut; punktieren eine Vene". Auch vor teilweisem Entkleiden des Patienten sollte dieser den Zweck kennen.
- Auch mit bewusstseinsgetrübten Patienten sprechen und Maßnahmen erklären: Niemand weiß, wie viel die Patienten letztlich wahrnehmen.
- Ruhe ausstrahlen, versuchen, Vertrauen aufzubauen, ggf. störende Personen aus dem Raum schicken.
- Der Patient hat einen Bedarf an Information, auch wenn er ihn selbst vielleicht nicht äußert: Ihm immer mitteilen, was festgestellt wurde und was man mit ihm vorhat. Auf Fragen des Patienten eingehen, keinesfalls übergehen!

- Eigene Aggression oder Ungeduld nicht anmerken lassen. Nicht autoritär auftreten, sondern dem Patienten, wo immer möglich, seine persönliche Entscheidungsfreiheit lassen.
- Nicht selten wird das Bedürfnis nach Hilfe von der übermächtig scheinenden Angst des Patienten um seinen Zustand und vor einer Behandlung überlagert. Lehnt der Notfallpatient deshalb die Bemühungen des Helfers oder – bei Notfällen „draußen" – einen Transport in die Klinik zunächst ab, gilt es zwischen der Angst des Patienten und den notwendigen Maßnahmen zu vermitteln:
  - Möglichst nicht ärgerlich werden, auch wenn man zu einer ungewohnten Zeit (z.B. mitten in der Nacht) gerufen wurde.
  - Versuchen, den Patienten mit Argumenten (nicht mit Lautstärke!) zu überzeugen: der Patient hat neben seiner Angst auch ein Bedürfnis nach Hilfe und Sicherheit und wird den notwendigen Maßnahmen vielleicht eher zustimmen, wenn ihm diese Hilfe sinnvoll in Aussicht gestellt wird.
  - Es sollte auch die Option angesprochen werden, dass der Patient nach erfolgter Untersuchung wieder nach Hause zurückkehren kann: „Wenn alles in Ordnung ist, können Sie heute sicher wieder heim" oder „Sie können nach der Untersuchung immer noch nach Hause gehen; das Krankenhaus ist kein Gefängnis, niemand wird Sie festhalten".
  - Gegebenenfalls einen Besuch beim Hausarzt oder durch den Hausarzt vermitteln.
- **Bei Ablehnung der Behandlung oder des Transports:** Aus juristischen Gründen muss dies vom Patienten und möglichst auch von Zeugen unterschrieben werden (es gibt entsprechende Formulare). Weigert sich der Patient, etwas zu unterzeichnen, sollte auch dies mit Zeugen dokumentiert werden. In jedem Fall sollte dem Patienten gesagt werden, dass er jederzeit seine Meinung ändern und sich wieder melden kann (Telefonnummer zurücklassen!).
- Zwangsbehandlung s. S. 169 (Anm.: Zum Thema Zwangseinweisung siehe Fachliteratur und Landesgesetze.)

1

1.5   Rettung von Verletzten

■ Die korrekten Begriffe und ein paar Grundsätze

Das Wort **„Retten"** bezieht sich auf lebende Personen und Tiere. **„Bergen"** meint Dinge (Autos) oder tote Personen. Dasselbe gilt für **Trage** (für Lebende) und **Bahre** (für Tote).

Die Rettung von Verletzten bedeutet, den Patienten in eine sichere Umgebung zu bringen. Dabei sollte er möglichst nicht weiter verletzt werden. Für viele Situationen steht die Feuerwehr mit professioneller Hilfe zur Verfügung (Atemschutz, Hydraulikscheren und -spreizer, Leitern). Man sollte sich selbst nicht zu viel zumuten und kein unnötiges Risiko für sich und den Patienten eingehen. Hier sollen Basistechniken erwähnt werden, die man immer wieder gut gebrauchen kann, die aber leider oft falsch gemacht werden.

■ Rautek-Griff (s. Abb. 1 bis Abb. 3)

Manchmal müssen Verletzte über einige Meter transportiert werden, z. B. bis zur Trage, aus der Gefahrenzone heraus oder zu einem Ort, wo man mehr Platz für die Behandlung hat. Am schonendsten für Patient und Helfer ist der Rautek-Griff , mit dem Verletzte ohne größeren Kraftaufwand gerettet werden können.

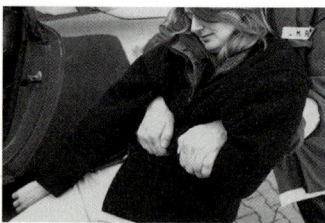 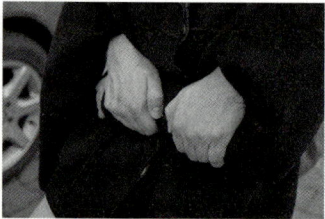

Abb. 1   Rautek-Griff: Der Helfer steht hinter dem Verletzten, legt dessen Arm quer über den Oberkörper und greift den Arm mit beiden Händen unter den Achseln hindurch.

Abb. 2   Die Daumen werden dabei angelegt, damit sie nicht auf den Brustkorb des Verletzten drücken.

1

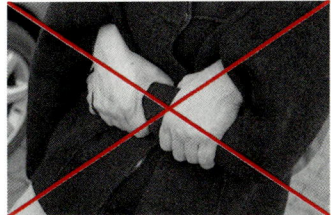

Abb. 3   Falsche Technik! Die Daumen **umgreifen** den Arm. Wird der Verletzte jetzt weggezogen, drücken die Finger schmerzhaft auf seinen Brustkorb und können sogar Rippenfrakturen hervorrufen!

■ **Rettung von Verletzten aus dem Auto (s. Abb. 4 bis Abb. 8)**

Verletzte nach Verkehrsunfällen können sich oft nicht aus eigener Kraft aus dem Fahrzeug befreien oder sind bewusstlos. Sie sollten möglichst bald und möglichst schonend aus dem Auto gerettet werden:

● Entfernung aus der Gefahrenzone (Unfallauto, Verkehr).
● Bessere Überwachung.
● Schonendere Lagerung.
● Besserer Zugang für therapeutische Maßnahmen.

Sind die Verletzten im Auto eingeklemmt, muss man bis zur Rettung durch die Feuerwehr mit Spezialwerkzeug warten. Sie dürfen auf keinen Fall mit Gewalt aus dem Auto gezerrt werden!

▉ *Merke:* Es muss immer mit Verletzungen der Wirbelsäule (vor allem HWS) gerechnet werden! Alle Maßnahmen so schonend und achsengerecht wie möglich ausführen, d. h. ein Abknicken oder Verdrehen des Patienten vermeiden.

● **Vorgehen:**
  – Unfallstelle sichern, dabei Eigenschutz beachten.
  – Überblick über Unfallstelle verschaffen (wie viele Fahrzeuge, Verletzte).
  – Notruf (Zeit nehmen, genauen Ort nennen, genau beschreiben was los ist), Hilfe anfordern.
  – Zuerst den Verletzten ansprechen:
    ● Beruhigen: „Alles o. k.; Wir helfen Ihnen; Hilfe ist unterwegs."
    ● Fragen stellen: Schmerzen? Wo? Name? Weitere Personen im Auto gewesen?
    ● Erklären, was man vorhat (Zündschlüssel ziehen, Tür öffnen etc.).

– Dann ins Auto beugen und den Zündschlüssel abziehen, dies reduziert die Brandgefahr und deaktiviert den Airbag.
– Tür vorsichtig öffnen. Falls der Verletzte dagegenlehnt, vorher festhalten (2. Helfer), der Verletzte sollte keinesfalls „aus der Tür kippen"!
– Gurt öffnen (bei Bedarf durchschneiden).
– Falls vorhanden: HWS-Schiene (Stiffneck, s. S. 21) anlegen.
– Patient an den Hüften (Hosenbund) etwas drehen (also mit dem Rücken zur Tür hin).
– Jetzt den Rautek-Griff anwenden und den Patienten vorsichtig, mit dem Oberschenkel des Helfers abgestützt, aus dem Auto ziehen. Nicht absetzen, sondern den Patienten direkt an einen sicheren Ort bringen.
– Vorsichtig, Schritt für Schritt auf den Boden legen.
🔴 *Merke:* Der Kopf des Patienten sollte möglichst nicht nach vorne kippen (ist bei einer HWS-Verletzung die gefährlichste Bewegung!).

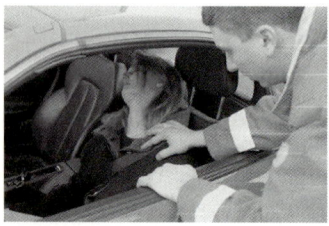

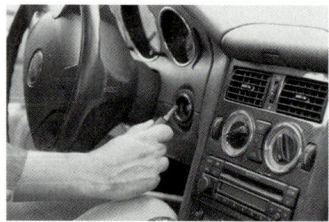

Abb. 4   Rettung aus dem Auto: Zuerst den Verletzten ansprechen. Ist er wach? Maßnahmen erklären.

Abb. 5   Immer erst den Zündschlüssel abziehen (Brandgefahr, Airbag).

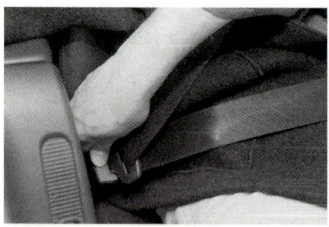

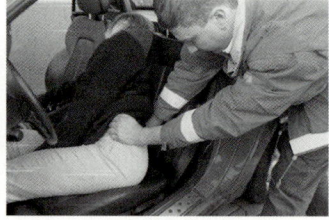

Abb. 6   Gurt lösen! Lässt sich der Gurt nicht öffnen, muss er durchtrennt werden.

Abb. 7   Jetzt den Patienten im Autositz am Becken leicht zum Helfer drehen. Dabei auf den Oberkörper und den Kopf aufpassen.

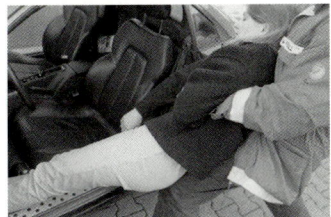

Abb. 8   Dann den Patienten im Rautek-Griff aus dem Fahrzeug ziehen. Der Oberschenkel des Helfers stützt dabei den Verletzten ab. Anschließend den Patienten in sicherem Abstand zum Auto und außerhalb der Gefahrenzone vorsichtig lagern. Engmaschig überwachen. Nicht vergessen!

1.6 Lagerung

Notfallpatienten, vor allem bewusstlose, sind in Rückenlage dem Risiko der **Atemwegsverlegung** durch Erbrochenes und die eigene Zunge ausgesetzt. Darüber hinaus ist der Patient durch die Einatmung (**Aspiration**) von saurem Magensaft oder von Fremdkörpern gefährdet, die zu weiteren lebensgefährlichen Komplikationen führen kann.

Bewusstseinsgetrübte oder bewusstlose Patienten sollten, wenn keine bedrohlichen Risiken bestehen (z. B. Wirbelsäulenverletzung), am Notfallort sachgerecht gelagert werden, um ihre Eigenatmung zu erhalten oder wiederherzustellen. Außerdem soll dadurch die Aspirationsgefahr vermindert werden.

❗ Merke: Ein Patient in stabiler Seitenlage ist nicht „stabil", sondern muss kontinuierlich überwacht werden. Nur seine Lagerung ist stabil, nicht aber sein Zustand. Auch in stabiler Seitenlage kann ein Patient sterben!

■ Klassische stabile Seitenlage (s. Abb. 9 bis Abb. 18)

Die **stabile Seitenlage** ist eine sehr nützliche Übergangslösung für den Notfall, bis eine definitive Sicherung der Atemwege hergestellt ist. Eine ausreichende Spontanatmung ist aber unbedingte Voraussetzung! Die Seitenlage findet auch Anwendung auf dem Transport zur Klinik (z. B. alkoholisierter Patient), wenn ein Patient nicht intubiert werden muss. Bisher kam nur die „klassische" stabile Seitenlage in Frage. In den neuen ERC-Richtlinien (European Resuscitation Council) wird jetzt auch die so genannte Erholungsposition (Recovery Position, s. u.) empfohlen. Wir empfehlen weiterhin die klassische stabile Seitenlage, da sie unserer Ansicht nach die stabilere Position darstellt.

❗ Merke: Die stabile Seitenlage ist sehr effektiv und schnell herzustellen (ca. 15 Sek.), deshalb sollte die Technik häufig geübt und sicher beherrscht werden!

● **Indikationen:**
  – Patient ist bewusstlos oder droht es zu werden.
  – Ständige Beobachtung des Patienten ist nicht möglich, z. B. an einem Unfallort mit mehreren Verletzten.
● **Risiken:**
  – Kein zuverlässiger Schutz der Atemwege.
  – Gefahr weiterer Schäden durch die Lagerung (Vorsicht bei Patienten mit V. a. HWS-Fraktur!).
  – Gefahr der Durchblutungsstörung für den in Seitenlage unten liegenden Arm bei der Recovery Position, s. u.
● **Technik:**
  – Trägt der Patient eine Brille, diese vor der Lagerung abnehmen.

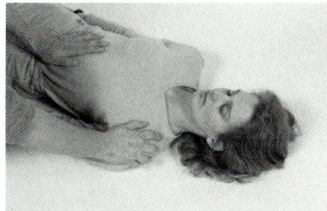

Abb. 9 Stabile Seitenlage: auf die Seite des Patienten knien, auf die man ihn drehen will. Nun den Patienten ansprechen (Bewusstsein?) und die Atmung überprüfen.

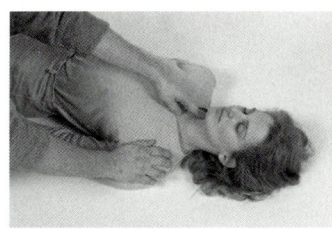

Abb. 10 Nun mit den Fingern einer Hand den Puls fühlen (evtl. Blutdruck messen).

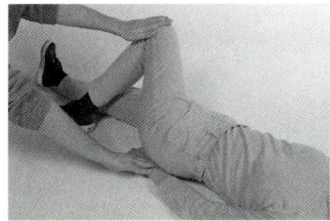

Abb. 11 Das Bein auf der Seite des Helfers aufstellen und leicht wegdrücken, so dass man den Handrücken des Patienten derselben Seite weit unter das Gesäß schieben kann.

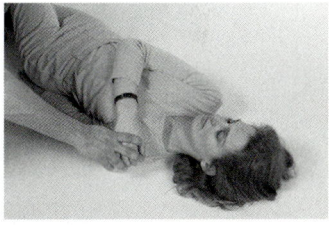

Abb. 12 Jetzt den Arm der Gegenseite quer über den Oberkörper des Patienten legen.

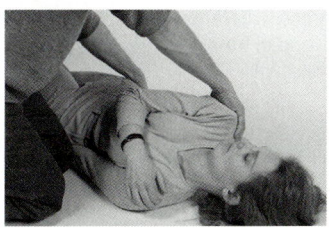

Abb. 13 Den Patienten mit Griff an Schulter und Becken langsam um 90° zu sich drehen. Dabei auf den Kopf achten!

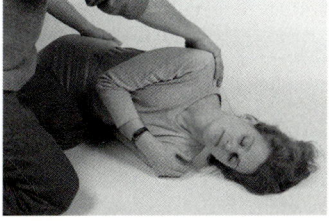

Abb. 14 Dann den Patienten mit der einen Hand am Becken, mit der anderen an der Schulter vorsichtig weiterdrehen. Vorsicht: Darauf achten, dass der Kopf des Patienten nicht unkontrolliert auf den Boden prallt!

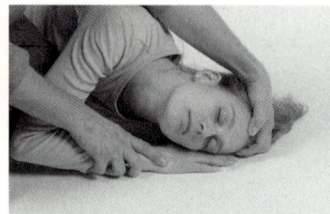

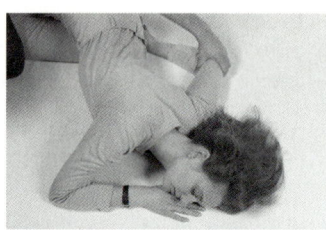

Abb. 15 Stabile Seitenlage: Jetzt die eine Hand des Patienten unter den gelagerten Kopf schieben und diesen dadurch leicht strecken. Freier Abfluss von Speichel oder Erbrochenem muss immer möglich sein!

Abb. 16 Dann den unten liegenden Arm des Patienten an der Ellenbeuge nach außen ziehen, in die rechtwinklige Position beugen (Sicherung gegen unkontrolliertes Zurückrollen auf den Rücken).

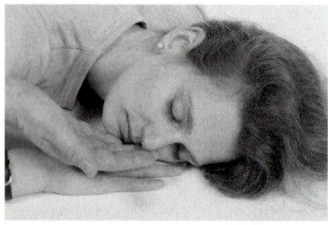

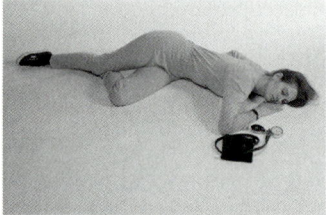

Abb. 17 Endposition der stabilen Seitenlage: Leicht überstreckter Kopf, Mundöffnung nach unten. Angewinkeltes Bein sichert gegen Verrutschen in Bauchlage, der angewinkelte Arm im Rücken schützt vor dem Zurückrollen auf den Rücken (in Rückenlage besteht Aspirationsgefahr und eine Atemwegsverlegung ist möglich).

Abb. 18 Ein Patient in stabiler Seitenlage ist nicht auch gleichzeitig atemstabil! Die Atmung und die anderen Vitalfunktionen, z. B. Blutdruck, müssen in kurzen Abständen immer wieder überprüft werden!

■ **Erholungsposition (Recovery Position) (s. Abb. 19 bis Abb. 25)**

- Zweck, Indikation und Risiken sind der klassischen stabilen Seitenlage vergleichbar, s. o.
- **Technik:** s. Abb. 19 bis Abb. 25.

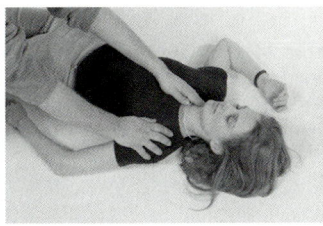

Abb. 19   Recovery-Position: Die Lagerung beginnt, wie immer, mit dem Ansprechen des Patienten. Puls fühlen! Der Helfer kniet auf der Seite, auf die der Patient gedreht werden soll.

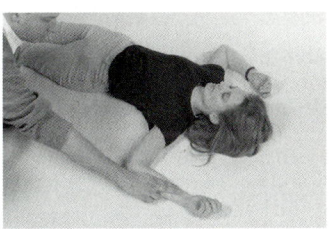

Abb. 20   Gebeugten Arm des Patienten auf der Seite, auf die der Patient gedreht werden soll, um 90° nach oben abwinkeln.

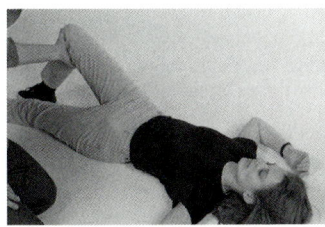

Abb. 21   Das Bein der gegenüberliegenden Seite aufstellen und halten.

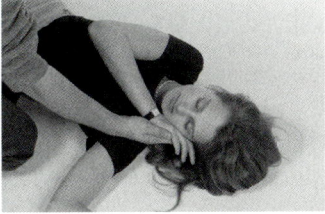

Abb. 22   Jetzt den gegenüberliegenden Arm des Patienten nehmen und Hand an die Wange legen.

1

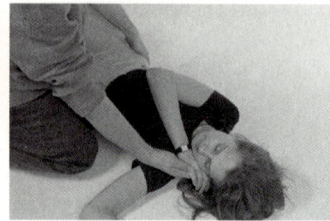

Abb. 23   Recovery-Position: Unter Führung des Kopfes mit der Hand den Patienten durch Drehen am aufgestellten Bein zu sich ziehen.

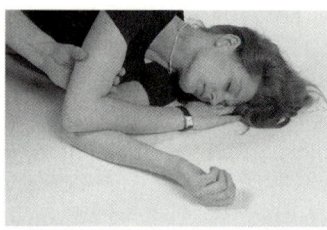

Abb. 24   Mit der Hand des Patienten den Kopf in leicht überstreckter Position fixieren. Den Ellenbogen in die Ellenbeuge des darunter liegenden Armes legen.

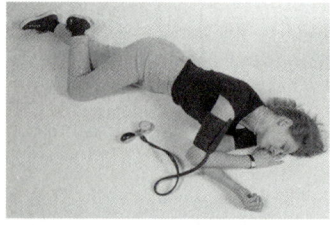

Abb. 25   Endposition: Stabile Lage auf der Seite, gegen Verrutschen oder Zurückrollen gesichert, Mund zeigt nach unten. An regelmäßige Blutdruckmessung und Kontrolle der Atmung denken!

1.7 Helmentfernung bei Motorradfahrern

1

Bei Motorradunfällen muss immer mit einem HWS-Trauma gerechnet werden. Da der Helm nach dem Unfall für den verletzten Kopf oder die Halswirbelsäule keine schützende Funktion mehr hat, muss er aus folgenden Gründen grundsätzlich entfernt werden:

- Atemwegssicherung mit Helm ist unmöglich.
- Gefahr der unerkannten Aspiration.
- Sichere Stabilisierung der HWS ist mit Helm unmöglich.
- Einschätzung von Kopf-/HWS-Verletzungen (z.B. offene Verletzungen, Blutungen) ist mit Helm unmöglich.

■ Technik (s. Abb. 26 bis Abb. 34)

- Mit dem (wachen) Patienten reden und alle Maßnahmen kurz erklären (Visier öffnen!).
- **🔲** *Cave:* Helmabnahme äußerst behutsam und unter ständiger Extension und Stabilisierung in Längsrichtung durchführen.
- Eine korrekte Abnahmetechnik macht zusätzliche Schäden an der HWS unwahrscheinlich. Dafür sind mindestens zwei Helfer erforderlich (ein Helfer stützt und hält unter Zug, der andere entfernt den Helm vorsichtig).
- Nach der Helmabnahme immer eine HWS-Schiene („Stiffneck") in richtiger Größe zur Stabilisierung anlegen. Als Stiffneck werden steife Plastikhalsschienen bezeichnet, die den Kopf fest abstützen und vor allem das gefährliche Nach-vorn-Kippen verhindern. Wichtig ist die Auswahl der richtigen Größe. Die Größe wird bestimmt, indem man mit der Hand den Abstand des Unterkiefers (oder Ohrläppchens) zum Schlüsselbein bestimmt (s. Abb. 32).
- **🔲** *Cave:* Die oft noch üblichen weichen „Schanz-Krawatten" sind zur Stabilisierung nicht geeignet! (Schanz-Krawatten sind weiche stoffumwickelte Polster mit Klettverschluss und sollten nicht bei Traumapatienten eingesetzt werden. Sie täuschen eine Sicherung der HWS lediglich vor. Außerdem wird der Hals dabei vollständig umschlossen, so dass der Carotis-Puls nicht mehr getastet werden kann.)

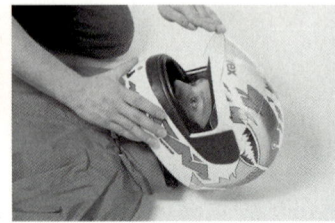

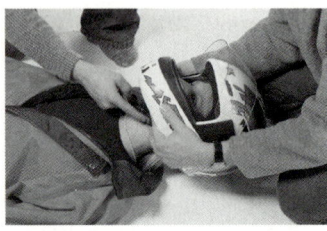

Abb. 26 Helmabnahme: Zuerst Visier öffnen und Patienten ansprechen.

Abb. 27 Ein Helfer öffnet den Kinnriemen vorsichtig, der andere hält den Helm und Kopf des Motorradfahrers fest, indem er mit den Fingern zusätzlich den Kiefer fixiert.

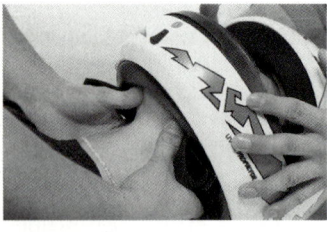

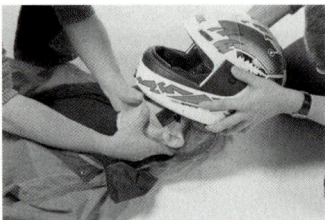

Abb. 28 Ein Helfer fasst mit beiden Händen den Kopf des Patienten mit den Daumen am Kinn und mit den Fingern am Hinterkopf und übt einen gleichmäßigen, geraden und langsamen Zug **kopfwärts** aus. In dieser Position muss der Kopf festgehalten und gegen jede Bewegung gesichert werden.

Abb. 29 Der Helm wird mit einer leichten Drehung nach vorn und oben abgezogen (Vorsicht: Nase des Patienten nicht mit abziehen!). Jetzt ist es besonders wichtig, dass der Patientenkopf nicht nach hinten zurückfällt (Helfer müssen sich absprechen!).

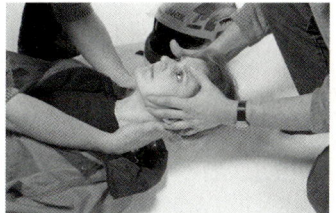

Abb. 30 Helmabnahme: Nun übernimmt wieder der oben kniende Helfer den Kopf mit ununterbrochenem Zug in Längsrichtung mit beiden Händen an Hinterkopf und Unterkiefer.

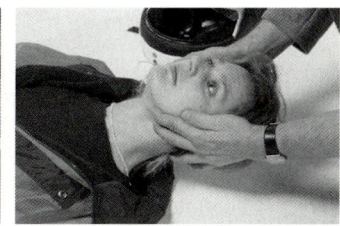

Abb. 31 Der Kopf des Patienten muss bis zur endgültigen Sicherung **exakt** in der gleichen Position unter Zug gehalten werden. Keine Bewegung!

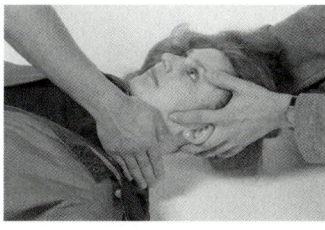

Abb. 32 **Vor** der Anlage des Stiffnecks die passende Größe mit der Handfläche (Abstand von Schlüsselbein zum Unterkiefer) abmessen. Der erste angelegte Stiffneck muss passen – keine Versuchsreihen!

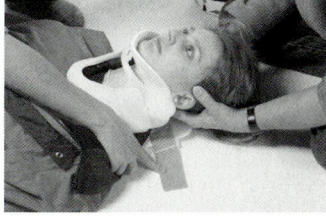

Abb. 33 Den passenden Stiffneck vorsichtig so um den Hals des Patienten legen, dass die Position des Kopfes um keinen Millimeter verändert wird. Nach Befestigen des Stiffnecks den Kopf auf keinen Fall ablegen, sondern erst mit flachem Kissen unterpolstern!

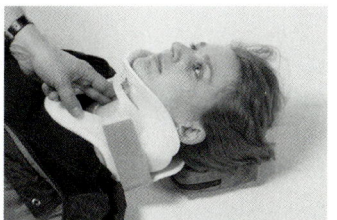

Abb. 34 Endposition nach Helmabnahme. Der Kopf des Patienten liegt stabil, gegen Auf-/Abwärtsbewegung und gegen Rotation geschützt, auf dem flachen Kissen. Der Carotispuls kann durch die Aussparung im Stiffneck problemlos getastet werden.

1

■ Lagerung nach Anlegen des „Stiffnecks"

Der Stiffneck sitzt nach Anziehen des Klettverschlusses fest auf den Schlüsselbeinen, hält das Kinn des Patienten und hindert den Kopf an Auf- und Abwärtsbewegungen (Nicken = gefährlichste Bewegung bei HWS-Verletzten). Die HWS ist außerdem gegen Rotation geschützt. Der Carotispuls kann durch die vordere Öffnung des Stiffnecks weiterhin getastet werden und die Atmung wird nicht behindert. Der Kopf muss vom oben knienden Helfer gehalten werden, bis er mit einem flachen Kissen sicher, auch zur Seite, unterpolstert ist. Jede Umlagerung des Patienten muss achsengerecht erfolgen.

1.8   Der periphervenöse (i. v.) Zugang

1

Ein periphervenöser Zugang wird oft als „Braunüle" (Fa. Braun) oder „Vygo" (Vygoflex) oder einfach als „Zugang" bezeichnet. Man versteht darunter flexible Venenverweilkanülen aus Kunststoff mit einer entfernbaren Metallkanüle (Mandrin) zur Punktion, die in verschiedenen Versionen mit oder ohne Zuspritzmöglichkeit und mit oder ohne Fixierflügel erhältlich sind.

■ Zweck

- Sicherung einer venösen Zugangsmöglichkeit für den Notfall.
- Wiederholte Verabreichung von Medikamenten.
- Volumengabe bei Bedarf.
- **!** *Merke:* Jeder Notfallpatient bekommt einen Zugang gelegt! Zentrale Venenzugänge sollten nicht angelegt werden!

■ Größen und Farben

Tabelle 1   Größe und Farben venöser Zugänge

G (Gauge)	Innendurch-messer (mm)	Farbe	Durchflussrate (ml/min)
14	2,1	orange	340
16	1,7	grau	200
18	1,2	grün	100
20	1,0	rosa	60
22	0,8	blau	40
24	0,6	gelb	15

! *Merke:*
- Standard sollte im Notfall mindestens eine 18 G-Kanüle sein.
- Die Durchflussrate kann durch Druckinfusion um ca. 50 % beschleunigt werden. Druckinfusion bedeutet, dass die Plastikflasche oder der Infusionsbeutel in eine Manschette gespannt werden (ähnlich einer Blutdruck-Manschette), die dann mit Luft gefüllt wird; bis 200 mmHg. Entscheidend für den Durchfluss ist aber der Kanülendurchmesser.

1

■ **Punktionsort**
- Venen an Handrücken, Unterarm, Ellenbeuge und Fußrücken.
- V. jugularis externa (nicht einfach).
- V. femoralis (nur für den Geübten).

■ **Material**
- Desinfektionsmittel, mindestens 2 Tupfer, Stauschlauch oder besser Blutdruck-Manschette.
- Mindestens 2 geeignete Braunülen.
- Schutzhandschuhe.
- Steriles Pflaster, festes Pflaster auf Rolle.
- 10 ml-Spritze mit Kochsalzlösung.
- Vorbereitete Infusion mit Infusionssystem (entlüftet).
- Dreiwegehahn (bietet bessere Möglichkeit, Medikamente zuzuspritzen).

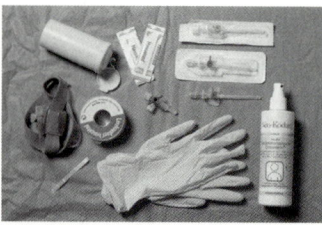

Abb. 35   Material für eine Venenpunktion.

■ **Technik (s. Abb. 37 bis Abb. 42)**
- Patienten immer vorher informieren, was gemacht wird.
- ❗ *Tipp:* Immer gleich Blutzucker bestimmen! Aus dem Mandrin (Stahlnadel der Braunüle) lässt sich ein Tropfen gewinnen (Blutzuckerstix).

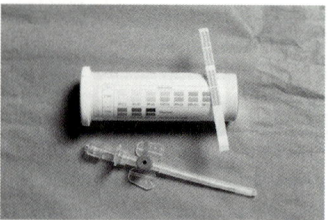

Abb. 36   Immer daran denken: Zugang legen und Blutzucker bestimmen gehören im Notfall zusammen. Im Mandrin steckt genau der Tropfen, den man braucht.

1

- **Vorbereitung:** Eine gute Vorbereitung des Materials und des Patienten ist der halbe Weg zum Punktionserfolg!
  - Auswahl der geeigneten Kanülengröße, Zusammenstellen des benötigten Materials in ausreichender Menge (für zweiten Punktionsversuch u.ä.).
  - Kanülengröße: Die Kanüle sollte nicht dicker sein als die beste Vene des Patienten. Für eine rasche Volumengabe braucht man mindestens eine 18 G-Kanüle, besser größer. Für internistische Notfälle sind 20 G-Kanülen, für feine Venen auch mal 24 G ausreichend.
  - Anlegen der Stauung (bei Blutdruckmanschette mit **subdiastolischem** Druck, nur so gelangt die ganze arterielle Phase in den Arm).
  - Auswahl einer geeigneten Vene und tastende Orientierung über deren Tiefe, Dicke und Verlauf (ist man sich hierüber nicht im Klaren, scheitert die Punktion mit hoher Wahrscheinlichkeit).
  - Ausschluss, dass man eine Arterie punktiert! Vor der Punktion: Tasten ob die „Vene" pulsiert. Nach der Punktion sprechen hellrote Farbe beim Aspirieren, pulsierender Rückfluss in die Infusion und Herausspritzen von Blut aus der Kanüle für eine arterielle Lage. In eine Arterie darf niemals ein Medikament injiziert werden!
  - Desinfektion (wesentlich ist die mechanische Reinigung, außerdem führt ein gewisses Reiben auch zu einer besseren Darstellung der Vene).
  - Erst punktieren, wenn die Stelle trocken ist (brennt sonst in der Haut beim Stechen!).
- **Punktion:**
  - Haut unterhalb der Punktionsstelle spannen und leicht entgegen der Punktionsrichtung ziehen.
  - Einstichrichtung immer mit der Richtung des venösen Blutflusses.
  - Patient auf kurzen Schmerz hinweisen, Einstich im Winkel ca. 30° (nicht zu steil!) durch die Haut.
  - **!** *Tipp:* Während der Punktion stützt man sich ständig mit dem kleinen Finger am Patienten ab.
  - Sofort die Nadel fast parallel zur Haut absenken.
  - Einige Millimeter vorschieben, bis Nadel und Kunststoffkatheter sicher intravenös liegen (meist ist man zu vorsichtig und schiebt nicht weit genug ins Gefäß vor!). Blut kommt dann am Sichtstopfen zum Vorschein.
  - Jetzt Nadel nicht mehr bewegen. Nur noch den Kunststoffkatheter vorsichtig weiter über die Stahlnadel in die Vene vorschieben. Dies muss leicht gehen, der Patient darf keine Schmerzen dabei haben, sonst stimmt etwas nicht!

1

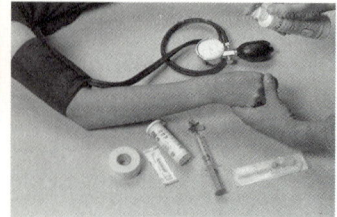 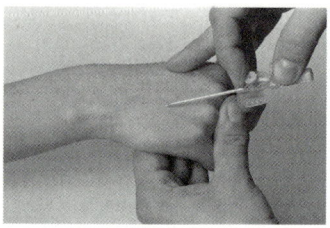

Abb. 37   Periphere Venenpunktion: die Blutdruckmanschette auf subdiastolischen Wert aufblasen, die Haut über der Punktionsstelle desinfizieren.

Abb. 38   Die Haut über der Punktionsstelle mit dem Daumen spannen, Kanüle mit Daumen und Zeigefinger festhalten und im Winkel von ca. 30° durch die Haut einstechen. Dabei mit dem kleinen Finger auf der Hand des Patienten abstützen!

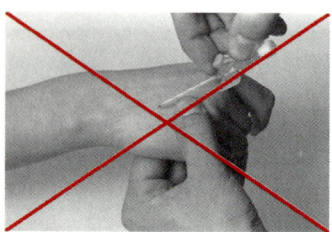

Abb. 39   Falsche Punktionstechnik! Die Kanüle wird zu steil angesetzt. Man punktiert durch die Vene hindurch – Hämatom!

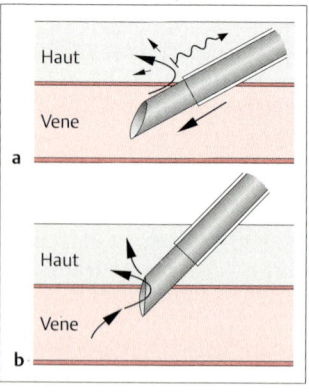

Abb. 40   Falsche Punktionstechnik! a) Die Kanüle ist nach der Gefäßpunktion nicht weit genug vorgeschoben, der Kunststoffkatheter liegt noch außerhalb des Gefäßes. Wird jetzt die Nadel zurückgezogen, bleibt der Katheter an der Venenwand hängen und lässt sich nicht vorschieben. Das tut weh und führt zu einem Hämatom! b) Die Nadel wird beim Punktieren zu langsam vorgeschoben. Blut tritt aus der Vene aus, noch bevor die Kanüle im Gefäß liegt, so dass es zu einem Hämatom an der Punktionsstelle kommt!

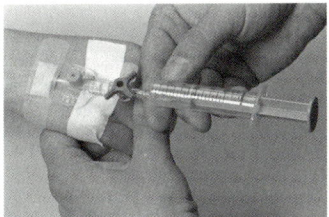 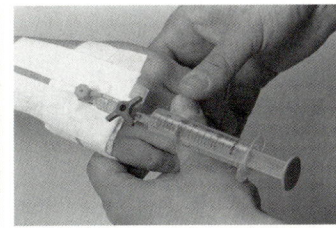

Abb. 41   Über die Einstichstelle kommt ein steriles Pflaster, die Flügel der Kunststoffkanüle werden mit festem Pflaster auf der Haut fixiert (vorher trockenreiben!).

Abb. 42   Eine von vielen Möglichkeiten, einen venösen Zugang sicher zu fixieren. Hauptsache ist, der Zugang rutscht nicht raus!

- **Fixierung und Kontrolle:**
  - Punktionsstelle mit sterilem Pflaster bedecken, Kunststoffkanüle zuerst von unten her gegen Herausrutschen, dann von oben gegen Abknicken und bei Bedarf noch links und rechts gut fixieren.
  - Kontrolle der korrekten Platzierung entweder mit einer 10-ml-NaCl-Spritze (muss sich leicht und schmerzlos spritzen lassen) oder einer Infusionslösung (muss frei in die Vene laufen).
- **!** *Cave:* Metallkanüle nicht herumliegen lassen! Sicher entsorgen! (Verletzungs- und Infektionsgefahr.)

■ Bei Fehlpunktion
- Für jeden Punktionsversuch neue Kanüle nehmen.
- Nadel keinesfalls wieder in Kunststoffkatheter zurückschieben: Gefahr des Abscherens mit evtl. Katheterembolie!
- Nicht mehr als zwei Punktionsversuche durch denselben Helfer!

1.9   Freimachen und Freihalten der Atemwege

Bei jedem Notfallpatienten sind das Freihalten der Atemwege und die Sicherung einer ausreichenden Ventilation und Oxygenierung wichtigste Bestandteile des Handelns! Oft ist der Atemweg bei Bewusstlosen durch Zurückfallen der Zunge verlegt („Zunge verschluckt"), weil der Tonus der Zungengrundmuskulatur aufgehoben ist.

! *Merke:* Sauerstoff ist das am häufigsten vergessene Notfallmedikament! Das ist unverständlich, denn: Sauerstoff hat im Notfall keine Nebenwirkungen, ist eigentlich überall vorhanden (Rettungswagen, Krankenzimmer, Arztpraxis), hilft dem Patienten und tut nicht weh! Außerdem ist Sauerstoff sofort verfügbar und gibt dem Patienten gleich das Gefühl, dass etwas für ihn getan wird.

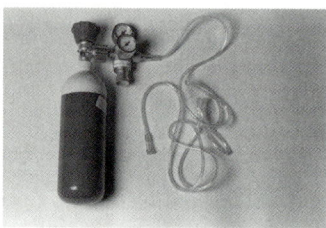

Abb. 43   Sauerstoff gehört zu jeder Notfallbehandlung, in jede Notaufnahme und in jeden Rettungswagen!

Sauerstoff sollte auch in schwierigen Situationen, in denen der Patient schlecht Luft bekommt, vorgehalten werden, damit die wenige Luft, die er atmet, wenigstens einen hohen O_2-Gehalt hat (s. auch Präoxygenierung bei Intubation S. 76).

■ Vorgehen zum Freimachen der Atemwege (s. Abb. 44 bis Abb. 48)

● Der Helfer kniet hinter den Kopf des Patienten.
● Mund mit dem Esmarch-Handgriff öffnen (s. S. 29).
● Mundhöhle inspizieren und gegen Zubeißen sichern.
● **Mund unter Sicht austasten** und gegebenenfalls absaugen. Oder mit Zeigefinger auswischen (vorher mit Taschentuch oder Serviette umwickeln):
  – Gelockerte Zähne?
  – Fremdkörper (Zahnprothesen!)?
  – Erbrochenes, Blut?

- **Erst jetzt den Kopf des Patienten überstrecken:**
  - Mit einer Hand das Kinn, mit der anderen Hand den Hinterkopf oder die Stirn des Patienten fassen. Kopf vorsichtig überstrecken, wodurch Mundboden und Zunge angehoben werden, so dass der Atemweg wieder frei durchgängig wird.
  - Auf wiedereinsetzende Spontanatmung des Patienten achten. Bei Wiederkehr der Spontanatmung Atemwege freihalten (Lagerung s. S. 14).

❗ Cave:
  - Atmung ständig überwachen!
  - Atmet der Patient nach diesen Maßnahmen immer noch nicht spontan, muss an eine erneute Verlegung der oberen Atemwege oder an tiefer liegende Fremdkörper gedacht werden!

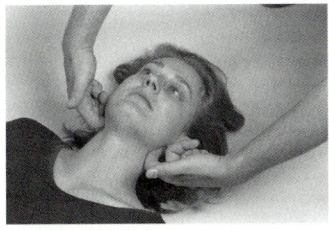

Abb. 44 Esmarch-Handgriff zum Freimachen der Atemwege. Mit beiden Zeigefingern die Kieferwinkel umfassen.

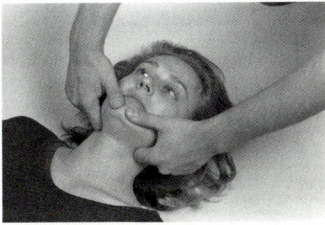

Abb. 45 Beide Daumen auf das Kinn des Patienten legen.

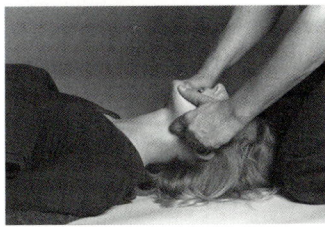

Abb. 46 Den Mund des Patienten öffnen, indem man den Unterkiefer nach oben/vorne zieht und in der gleichen Bewegung mit den Daumen das Kinn fußwärts/nach unten drückt.

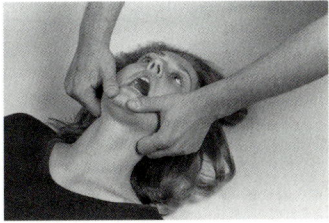

Abb. 47 Ein richtiger Esmarch-Handgriff hebt Mundboden und Zungengrund an. Jetzt den Rachen durch den offenen Mund auf Fremdkörper und Erbrochenes untersuchen!

1

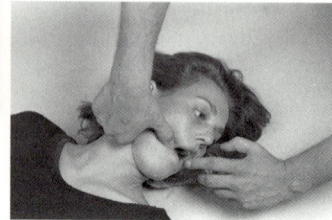

Abb. 48   In dieser Haltung kann der Kopf auch seitwärts gedreht und die Mundhöhle unter Sicht ausgetastet werden (Vorsicht bei HWS-Verletzten!). Mit dem Daumen die Wange des Patienten zwischen seine Kiefer drücken – dann beißt er nicht zu (bzw. nicht den Helfer!).

⚠ *Cave:* Bei V. a. eine Verletzung der Halswirbelsäule ist die Überstreckung (Reklination) des Kopfes gefährlich! Möglichst nur Esmarch-Handgriff anwenden! Kopf nur soweit wie unbedingt nötig überstrecken!

▪ Maßnahmen bei Verlegung durch einen tiefer liegenden Fremdkörper

- **Schlag zwischen Schulterblätter:** Als Mittel erster Wahl gilt der (wohldosierte!) Schlag mit der flachen Hand auf den Rücken zwischen die Schulterblätter. Dieser ist auch in Seitenlage durchführbar.

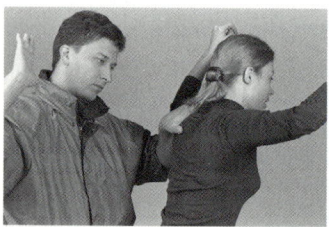

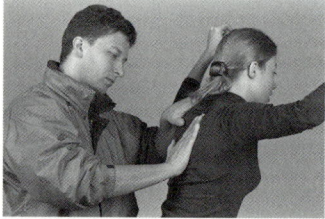

Abb. 49   Schlag zwischen die Schulterblätter zur Fremdkörpermobilisation. Patienten leicht nach vorn beugen lassen und festhalten. Patient auf den folgenden Schlag hinweisen! Nicht voll ausholen; wohl dosiert.

Abb. 50   Dann mit der flachen Hand einen Schlag in die Rückenmitte zwischen die Schulterblätter ausführen. Achte auf das „Hochhusten" eines tief liegenden Fremdkörpers!

1

- **Heimlich-Manöver:**
  Cave: Nicht ungefährlich! Gefahr der Aspiration und der Verletzung von inneren Organen, Rippen und Brustbein. (Nach den neuen Richtlinien für Laien nicht mehr empfohlen.)
  – Patient in Rückenlage.
  – Auf die Oberschenkel des liegenden Patienten setzen, Patienten auf das folgende Manöver hinweisen.
  – Beide Hände übereinander mit der Innenfläche auf den Oberbauch zwischen Nabel und unteres Brustbeinende legen.
  – Mit beiden Händen in rascher und kräftiger Bewegung den Oberbauch in Richtung Brustkorb drücken (Imitieren eines Hustenstoßes).
  – Oft kann der Fremdkörper durch diese Maßnahme mobilisiert und ausgehustet werden. Wird der Fremdkörper im Rachen sichtbar, diesen sogleich mit der Hand oder einer Magill-Zange entfernen.
  Cave: Führen diese Maßnahmen nicht zum Wiederkehren der Eigenatmung, umgehend mit der Beatmung beginnen.

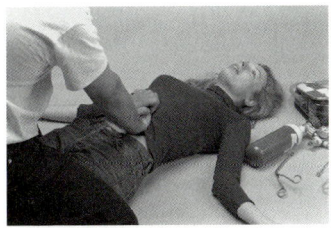

Abb. 51 Heimlich-Handgriff in Rückenlage. Mit beiden aufeinander gelegten Händen kräftig in den Oberbauch (Richtung Brustkorb) stoßen.

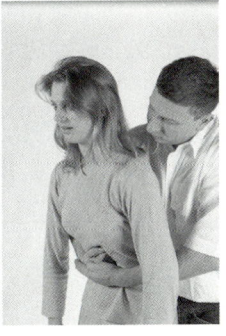

Abb. 52 Heimlich-Handgriff im Stehen. Man steht hinter den Patienten, formt eine Hand zur Faust, legt die andere vor den Bauch des Patienten flach darüber und zieht sie mit ruckartiger Bewegung nach oben zu sich hin. Durch eine plötzliche Druckerhöhung im Brustkorb wird der Hustenstoß imitiert.

1

1.10 Atemspende ohne Hilfsmittel

Ist mit den bisher genannten Maßnahmen keine ausreichende Spontanatmung herzustellen, muss der Patient beatmet werden, und zwar entweder **assistiert** (atmet selbst, wird dabei vom Helfer unterstützt) oder **kontrolliert** (keine Eigenatmung, Beatmung wird vollständig vom Helfer übernommen). Die Beatmung muss eine ausreichende Sauerstoffzufuhr für den Organismus sicherstellen (Oxygenierung) und gleichzeitig das im Körper entstehende Kohlendioxid eliminieren (Ventilation).

Dazu ist erforderlich, dass die Beatmungsluft möglichst vollständig in die Luftwege des Patienten gelangt und dort verteilt wird. Dies geschieht über:

- Beatmungsfrequenz.
- Beatmungsvolumen.
- Beatmungsdruck.

Diese Parameter müssen dem jeweiligen Patienten bedarfsgerecht angepasst werden.

■ Beatmungsfrequenz (Richtwerte)
- Abhängig von Alter, Größe und Gewicht des Patienten s. Tab. 2.
- **!** *Cave:* In der Notfallsituation wird oft zu heftig und mit zu hoher Frequenz beatmet!

Tabelle 2 Beatmungsfrequenz

Erwachsene	10 – 15 Atemzüge pro Minute
Kinder	15 – 20 Atemzüge pro Minute
Kleinkinder/Säuglinge	20 – 30 Atemzüge pro Minute

■ Beatmungsvolumen
- Abhängig von Alter, Größe und Gewicht des Patienten, s. Tab. 3.
- Neue Richtlinien (z. B. ERC, ILCOR) reduzieren diese Werte bei der Reanimation auf bis zu 400 ml beim Erwachsenen. Grund ist, dass der Sauerstoffbedarf während der Reanimation durch den bestehenden Minimalkreislauf einerseits nicht sehr hoch ist, andererseits eine Aspiration durch Überblähung des Magens die Prognose aber drastisch verschlechtert.

1

Tabelle 3 Beatmungsvolumen

Erwachsene	400 – 600 ml pro Atemzug (5 – 10 ml pro Kilogramm Körpergewicht). Entspricht ungefähr einer normalen Ausatmung
Kinder	ungefähr 10 ml pro Kilogramm Körpergewicht; Bsp. 15 kg entspricht ca. 150 ml pro Atemzug
Säuglinge	40 – 50 ml (entspricht ungefähr einer Mundhöhlenfüllung oder einem „Schnapsglas")

- Im Zweifel ist ein geringeres Atemzugvolumen sicherer! Im Notfall ist es entscheidend, dass überhaupt Sauerstoff in die Lungen gelangt! Man sollte mit soviel Luft beatmen, dass man sehen kann, dass sich der Thorax des Patienten langsam (1,5 – 2 sec) hebt.

■ Beatmungsdruck

- Der Druck, mit dem die Luft bei der Beatmung in Nase, Mund oder die Lunge des Patienten eingeblasen wird, soll so niedrig wie möglich sein, aber doch hoch genug, dass auch die „entlegenen" Lungenabschnitte gut belüftet werden.
- Ein **zu hoher Beatmungsdruck** bei der Atemspende führt zum Aufblähen der Speiseröhre und öffnet den Mageneingang (Verschlussdruck des Mageneingangs: 20 cm H_2O). Der Magen wird überbläht, es kommt schließlich zum Zurückfließen von Mageninhalt (Regurgitation). Außerdem führt ein aufgeblasener Magen zum Zwerchfellhochstand, erhöht den Druck auf die Lunge von unten und verschlechtert damit die Atmung und Oxygenierung.
- Bei **zu niedrigem Beatmungsdruck** gelangt die eingeblasene Luft nicht bis in alle Lungenabschnitte, so dass die optimale Gasaustauschfläche nicht erreicht wird. Es werden also vor allem die Abschnitte der Atemwege belüftet, die gar nicht am Gasaustausch mit dem Blut teilnehmen (Totraum; Totraumbeatmung).

■ Praktische Grundlagen der Beatmung ohne Hilfsmittel

- Die Atemspende ist im Grunde nur eine etwas stärkere Ausatmung des Helfers in den Patienten hinein.
- Eine richtig durchgeführte Atemspende reicht zur überbrückenden Sauerstoffversorgung im Notfall aus, da durch den Sauerstoff-Anteil der Ausatemluft von 16 – 18 % bei richtiger Beatmungsfrequenz und richtigem Beatmungsvolumen eine ausreichende Sauerstoffversorgung erzielt werden kann. Eine Atemspende sollte ohne größeren Widerstand und ohne größeren Kraftaufwand möglich sein, darum sind eine **gute Technik** und **viel Übung** wichtig!

1

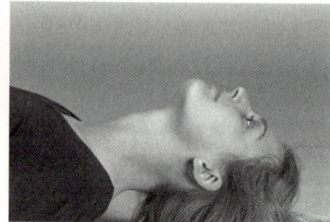

Abb. 53   Optimale Reklinations-
stellung des Kopfes für die Atemspende.

- Bei der Atemspende muss jeder „seine" Methode finden. Wichtig ist, dass diese sicher und effizient beherrscht wird!
  ⬛ Cave: Kräfte einteilen! Eine anstrengende Beatmung ist meist keine gute Beatmung! Spätestens bei Überanstrengung (Flimmern vor den Augen, Hyperventilation) durch anderen Helfer ablösen lassen!
- **Lagerung:** Kopf des Patienten überstrecken. Besteht der Verdacht einer Verletzung der Halswirbelsäule, soll man die Beatmungstechniken **möglichst ohne Reklination** anwenden. Ist darunter keine suffiziente Atemspende möglich und sind keine Hilfsmittel verfügbar, kommt man um die Reklination nicht herum.
  ⬛ Merke: Die ausreichende Sauerstoffversorgung ist wichtiger als das Risiko einer eventuellen Rückenmarkschädigung. Ein Atemstillstand bedeutet immer akute Lebensgefahr! Es gilt „Life before limb!"
- **Luft** über 1,5 – 2 Sekunden einblasen (genaue Technik s. u. Mund-zu-Nase- bzw. Mund-zu-Mund-Beatmung). Den Druck langsam, nicht zu hoch und nicht ruckartig aufbauen, da sonst die Gefahr der Magenblähung mit Erbrechen droht.
- Die Atemspende muss leicht möglich sein. Ist eine Luftinsufflation nur unter hohem Kraftaufwand oder gar nicht möglich, Lagerung, Reklination, auf doch noch vorhandenen Fremdkörper oder die eigene Technik überprüfen.

⬛ Mund-zu-Nase-Beatmung (s. Abb. 54 bis Abb. 55)
- Helfer kniet seitlich am Patientenkopf.
- Mund des Patienten verschließen (dazu mit der am Kinn liegenden Hand Unterkiefer an den Oberkiefer drücken, evtl. die Lippen mit dem Daumen zusätzlich verschließen).
- Atemspende durchführen, danach den eigenen Kopf vom Gesicht des Patienten abheben, damit die Ausatemluft des Patienten ungehindert entweichen kann.

1

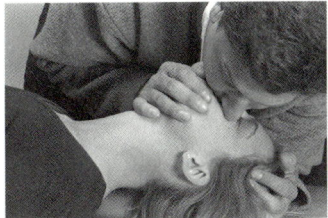

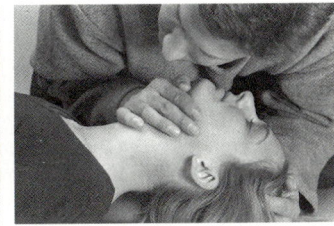

Abb. 54 Das Kinn nach vorne ziehen, den Mund des Patienten verschließen, mit der anderen Hand den Kopf halten. Die Nase des Patienten vollständig mit dem Mund umschließen und die Luft durch die Nase gleichmäßig einblasen.

Abb. 55 Nach der Atemspende den Kopf heben und auf den Thorax sehen: Eine Ausatembewegung (Absenken des Brustkorbs) ist ein Zeichen für eine gute Atemspende!

- Dabei den Blick auf den Thorax des Patienten wenden, um eine Atemexkursion und damit den Effekt der Atemspende beobachten zu können: Der Thorax sollte sich bei der Insufflation eindeutig heben, bei der passiven Exspiration eindeutig senken (oft nicht leicht zu erkennen!).
- Bei Undichtigkeit (Luft entweicht daneben) muss die Nase des Patienten vom Mund des Helfers fester umschlossen werden, evtl. hilft auch eine Veränderung der Lagerung. Als mechanische Hindernisse beim Patienten müssen darüber hinaus Schnupfen, Septumdeviation, Nasenscheidewandverkrümmung, Nasenverletzung und Blutung in Erwägung gezogen werden!
- **Vorteile** der Mund-zu-Nase-Beatmung:
  - Wird in der Regel als hygienischer empfunden (stimmt aber nicht).
  - Durch den längeren Weg und den größeren Raum bis zum unteren Rachen werden die Beatmungsdruckspitzen reduziert ⇒ weniger Luft gelangt in den Magen.
  - Auch bei Verletzungen im Mund- und Kieferbereich und bei Kieferklemme anwendbar.
  - Durch völligen Mundschluss und Anheben des Unterkiefers ist eine Einengung der Atemwege durch den Zungengrund weniger wahrscheinlich.
- **Nachteile** der Mund-zu-Nase-Beatmung:
  - Mechanische Hindernisse wie Nasenmuschelhyperplasie, Fraktur, Blutung oder Schnupfen können Beatmung erschweren oder verhindern.
  - Abdichten des Mundes kann schwierig sein.

1

◼ Mund-zu-Mund-Beatmung (s. Abb. 56)

- Helfer kniet seitlich am Kopf des Patienten.
- Kopf des Patienten reklinieren.
- Mit der am Kinn anliegenden Hand den Mund des Patienten öffnen.
- Mit dem Mund die Lippen des Patienten vollständig umschließen:
  - Variante 1: Kopf leicht zur Nase des Patienten neigen und dadurch die Nasenöffnung des Patienten mit der eigenen Wange verschließen. Dabei wird der Blick auf die Atemexkursionen des Thorax möglich!
  - Variante 2: Die Nase des Patienten mit Daumen und Zeigefinger der an der Stirn liegenden Hand zuhalten.
- Atemspende durchführen, dann den Kopf zur Seite drehen.
- **Vorteile** der Mund-zu-Mund-Beatmung:
  - Auch bei Verlegung, Einengung oder Verletzung der nasalen Luftwege anwendbar.
  - Leicht erlernbar.
  - Abdichten der Nasenlöcher mit der Wange des Helfers macht Blick auf den Thorax und eine Hand zum Halten des Kopfes frei!

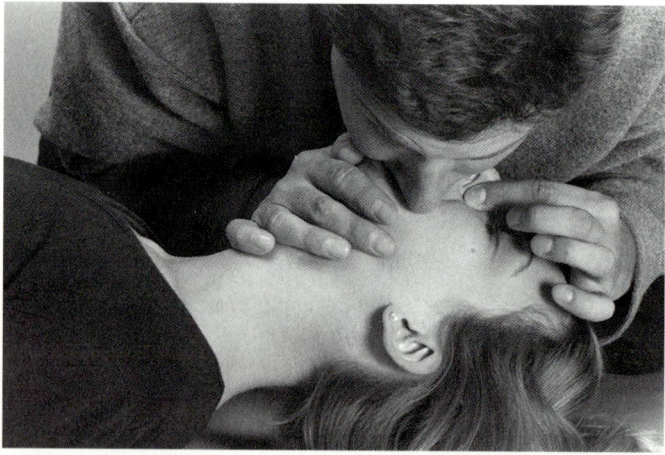

Abb. 56 Das Kinn des Patienten anheben, mit Daumen und Zeigefinger den Naseneingang verschließen. Dann den Patientenmund mit den eigenen Lippen vollständig umschließen (nicht immer einfach!) und Luft einblasen. Die Nase lässt sich auch verschließen, indem man den Kopf bei der Atemspende leicht zur Seite neigt und so die Nase des Patienten mit der eigenen Wange zudrückt.

■ **Beatmungsfolien**

Beatmungsfolien stellen einen wirkungsvollen Schutz vor Infektionen dar. Ihre Anwendung ist einfach und fast selbsterklärend.

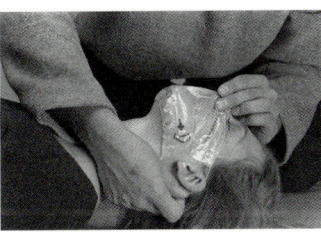

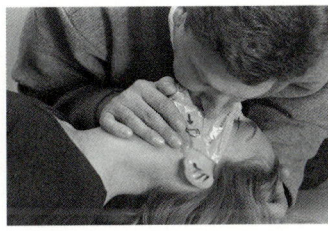

Abb. 57 Atemspende mit Beatmungsfolie. Die Beatmungsfolie über Mund und Nase des Patienten legen und hinter den Ohren befestigen.

Abb. 58 Mit dem Lufteinblasen durch den Filter ist eine effektive Atemspende möglich – sowohl Mund-zu-Mund als auch Mund-zu-Nase.

1

1.11 Maskenbeatmung mit Beatmungsbeutel und Hilfsmittel zum Freihalten der Atemwege

■ Beatmungsmasken

Die einzelnen Beatmungsmasken schließen Mund und Nase ein. Sie haben unterschiedliche Farben und Formen. Besonders geeignet sind Masken, die sich mit einem aufblasbaren Gummiwulst an die Gesichtskonturen anpassen (z. B. Ambu-Masken). Durchsichtige Masken beschlagen durch die Feuchtigkeit der Ausatemluft des Patienten (Bestätigung der richtigen Beatmung!) und lassen außerdem Erbrechen oder Blutung während der Beatmung erkennen. Für Kleinkinder und Säuglinge gibt es runde Masken oder solche, die der Gesichtsform angepasst sind (z. B. Rendell-Baker-Maske).

- **Hauptvorteile** der Maskenbeatmung mit Beutel gegenüber der Atemspende:
  - Möglichkeit die Sauerstoffkonzentration zu erhöhen (100%).
  - Keine Infektionsgefahr für den Helfer (sofern er Handschuhe trägt).
    Cave: Die Maskenbeatmung will sicher gelernt sein! Im Zweifel ist eine gut ausgeführte Atemspende einer ungenügenden Maskenbeatmung vorzuziehen!

■ Beatmungsbeutel

Beatmungsbeutel sind in verschiedenen Größen (Kinder und Erwachsene) erhältlich. Am vorderen Teil des Beatmungsbeutels lassen sich (nach DIN genormte) Ventile konnektieren. Wenn vorhanden, sollte im Notfall immer mit einem Sauerstoffreservoir am Beatmungsbeutel beatmet werden, damit eine hohe Sauerstoffkonzentration (idealerweise 100%) bei jedem Atemzug erreicht wird.

■ Technik der Maskenbeatmung (s. Abb. 59 bis Abb. 63)

- Hinter den Kopf des Patienten knien und Beatmungsbeutel in Griffnähe legen.
- Kopf des Patienten erhöht lagern (ca. 5–8 cm, am besten mit Intubationskissen oder anderen Hilfsmitteln, z. B. Nierenschale) und ohne Gewalt etwas überstrecken.
- Diese Position ist auch zur Intubation gut geeignet und heißt „verbesserte Jackson-Position": Halswirbelsäule gebeugt, Atlanto-okzipital-Gelenk gestreckt.
- Mit Mittel-, Ring- und Kleinfinger Unterkiefer unterhalb des Kinns umgreifen und anheben (Esmarch-Technik).

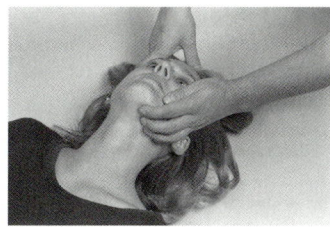

Abb. 59 Aufsetzen der Beatmungsmaske. Mit den Fingern einer Hand den Unterkiefer anheben, mit der anderen Hand den Kopf in überstreckter Position halten.

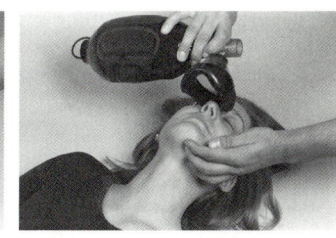

Abb. 60 Die Beatmungsmaske an der Nasenwurzel aufsetzen und dann über Nase und Mund auf das Gesicht drücken (Vorsicht: Kein Druck auf die Augen!). Der Unterkiefer bleibt in der vorgezogenen Position!

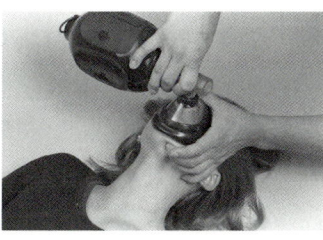

Abb. 61 Zur Abdichtung die Maske mit dem Daumen fest über Nase und Mund des Patienten andrücken.

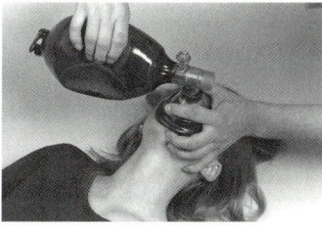

Abb. 62 Richtige Haltung zur Maskenbeatmung: Daumen und Zeigefinger umschließen die Maske fest im „C-Griff" und drücken sie aufs Gesicht, die übrigen Finger bleiben am Unterkiefer (Atemweg freihalten!). Nun den Beatmungsbeutel komprimieren. Ein Pfeifen und Zischen neben der Maske bedeutet: Korrektur notwendig!

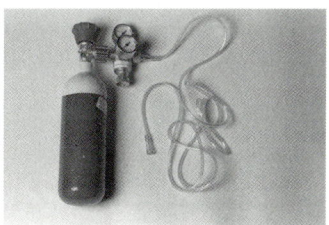

Abb. 63 Möglichst frühzeitig Sauerstoff an den Beatmungsbeutel mit Reservoir anschließen!

- Bei unveränderter Haltung des Patientenkopfes und -kiefers Maske mit Beatmungsbeutel von oben an den Übergang zwischen Nase und Stirn ansetzen und über Nase und Mund nach unten klappen.
- Daumen und Zeigefinger um die Maske legen (C-Griff) und damit die Maske luftdicht über Mund und Nase andrücken (s. Abb. 62 und 64).
- Mit der freien Hand den Beutel über 1 – 2 Sekunden zusammendrücken (ca. 12 – 15-mal pro Minute, 400 – 800 ml), bei Exspiration Beutel rasch und vollständig entfalten lassen. Thorax beobachten: Atemexkursionen?
- Zischen und Pfeifen bedeutet das Entweichen der Luft neben der Maske! Lage und Haltung korrigieren! Am besten Maske ganz neu aufsetzen, wenn die Maske durch leichte Druckverlagerung nicht abzudichten ist!
- **Wenn die Maskenbeatmung nicht klappt** (Zischen oder Pfeifen bedeutet undichte Maske mit Leckage, fehlendes Heben bedeutet Atemwegsverlegung), ist folgendes Vorgehen sinnvoll:
  - Maske neu aufsetzen (häufigste Ursache ist die falsch aufgesetzte Maske!).
  - Kopfreklination überprüfen.
  - Guedeltubus einsetzen (s. u.).
  - Neue Inspektion des Mund-Rachen-Raumes (verlegter Atemweg?). Evtl. Laryngoskopie zur Diagnose.
  - „C-Griff" durch zweiten Helfer unterstützen lassen (zur Abdichtung der Maske).
  - Baldige Intubation oder Einsatz von Larynxmaske oder Kombitubus.

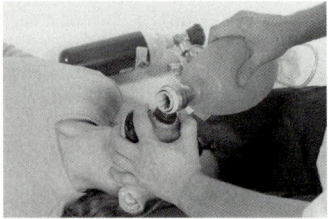 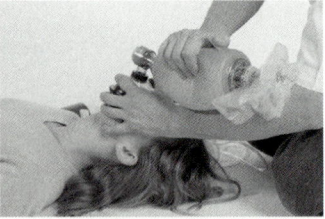

Abb. 64　Ausdrücken des Beatmungsbeutels auf dem Oberschenkel. Beutel und Maske bleiben dabei in unveränderter Position!

Abb. 65　Auch der Unterarm eignet sich als Widerlager für den Beatmungsbeutel. Beutel auf dem Maskenansatz so drehen, dass die Maske nicht verrutscht.

1

⚠ *Merke:*
- Bei Undichtigkeit C-Griff überprüfen! Eventuell verstärkter Druck mit der Maske auf Unterkiefer/Kinn (dort häufiges „Luftleck").
- Nicht mit der Maske auf die Augen drücken!
- Nicht mit den Fingern den Mundboden nach oben drücken.
- Hand möglichst entspannen, wenn die Maske dicht ist (Ermüdungsschutz!). Zur Kraftersparnis reklinierten Kopf zwischen die Knie nehmen.
- Beim Knien am Kopf des Patienten eigenen Oberschenkel als Widerlager für Beatmungsbeutel nehmen! Andere Möglichkeit: Beatmungsbeutel über den die Maske haltenden Unterarm drehen.

■ Besonderheiten der Maskenbeatmung beim Säugling/Kleinkind

- Beatmung mit kleinerer Maske (z. B. Rendell-Baker-Maske) und altersangepasstem Kinder-Beatmungsbeutel.
- Kopf **nur leicht** überstrecken (zu starke Reklination führt sonst wieder zu einer Verlegung der Atemwege!).
- Den Kopf zur Beatmung in die „Schnüffelstellung" bringen, als ob das Kind schnuppern würde.
- Kein Kissen verwenden („Hinterkopf ist das Intubationskissen des Säuglings").
- Maske nicht zu fest aufpressen!
- **Beatmungsfrequenz** deutlich höher als beim Erwachsenen (Säuglinge: 50/min, Kleinkinder: 30/min, Schulkinder: 18–25/min).
- **Beatmungsvolumen** deutlich geringer als beim Erwachsenen (Säuglinge: ca. 20 ml/Atemhub, Kinder ca. 200 ml/Atemhub).
- **Beatmungsdruck** deutlich geringer als beim Erwachsenen!
- Bei Kindern ist die Gefahr, den Magen aufzublähen besonders groß und besonders folgenreich! Der aufgeblähte Magen drückt bei Kindern besonders stark durch das Zwerchfell nach oben. Dadurch können die unteren Lungenabschnitte nicht mehr belüftet werden und eine Beatmung kann unmöglich werden. Eventuell muss bei Kindern der Magen abgesaugt werden. Man erkennt dies an der Zunahme des Bauchumfangs oben in Höhe des Magens. Auch ein zunehmender Beatmungsdruck kann ein Hinweis darauf sein, den Magen absaugen zu müssen.

■ Hilfsmittel zum Freihalten der Atemwege – Allgemeines

Die sicherste Methode zur dauerhaften Freihaltung der Atemwege ist die endotracheale Intubation, die als einzige einen sicheren Aspirationsschutz bietet und im Kapitel 2.3 S. 71 eingehend besprochen wird.

1

Die im folgenden dargestellten Pharyngealtuben (Guedel- und Wendltubus) sind gute Hilfsmittel, um eine Spontanatmung zu erleichtern oder eine Maskenbeatmung effektiv durchzuführen.
⚠ *Cave:* Guedel- und Wendltubus bieten keinen Aspirationsschutz!

■ Pharyngealtuben (Abb. 66 bis Abb. 73)

- Bei wachen, aber ateminsuffizienten Patienten und bei Bewusstlosen, bei denen der Atemweg durch Zunge oder Mundboden verlegt ist oder eine Verlegung zu befürchten ist, kann der Atemweg durch das Einführen von Pharyngealtuben gesichert werden. Die Lagerung (z.B. Seitenlagerung) und Kopfreklination bleiben aber auch mit diesen Hilfsmitteln unerlässlich. Grundsätzlich gilt:
    - Möglicherweise wird beim Einführen ein Würgereiz ausgelöst. Bei Erbrechen Tubus sofort entfernen.
    - Bei ungeschickter Handhabung besteht immer die Gefahr einer Verletzung im Rachenraum mit Blutung und Aspirationsgefahr.
    - Richtige **Tubusgröße** auswählen! Falsche Größe macht weitere Probleme:
        - Tubus zu klein: Zurückschieben von Zunge und Zungengrund in den Rachenraum kann zu Atemwegsverlegung führen!
        - Tubus zu groß: Abwärtsdrücken des Kehldeckels führt zu Atemwegsverlegung mit nachfolgendem Lufteinstrom in die Speiseröhre und Aufblähung des Magens, was wiederum Erbrechen mit Aspirationsgefahr nach sich ziehen kann!

■ Guedel-Tubus (Oropharyngealtubus)

- **Material:** Rotes Gummi oder Kunststoff mit Stahl- oder Hartplastikeinlage, am vorderen Ende ein „Schild" als Zubeißschutz.
- Die Biegung ist der Zungenform und dem Verlauf des Mundbodens angepasst.
- **Faustregel zur Größenauswahl:** Die richtige Länge entspricht dem Abstand Patientenohr bis Patientenmundwinkel.

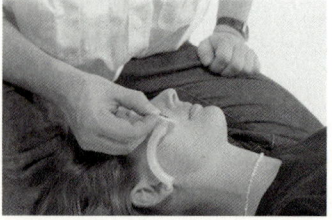

Abb. 66   Abmessen der passenden Größe für den Guedeltubus: Vom Patientenohr bis zum Mundwinkel entspricht der auszuwählenden Länge!

Tabelle 4 Guedeltuben

Größe 0	Kleinkinder
Größe 2	Jugendliche
Größe 3	Frauen
Größe 4	Männer

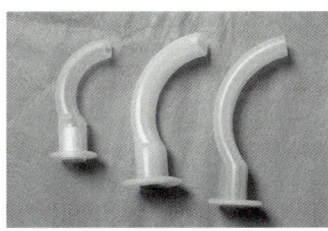

Abb. 67 Guedeltuben verschiedener Größen.

Die auf den Guedeltuben angegebenen Nummern können Anhaltswerte zum schnellen Griff zur richtigen Größe geben, s. Tab. 4.

● **Einführen eines Guedeltubus:**
  – Mund des Patienten öffnen.
  – Passenden Tubus mit gebogenem Ende zum Gaumen gerichtet in die Mundhöhle einführen (also zunächst in „falscher" Richtung).
  – Tubus in der Mundhöhle um 180° drehen („richtig herum drehen").
  – Tubus ohne jede Gewalt weiter in den Rachen schieben, bis Schild vor den Lippen liegt (Einklemmung der Lippen vermeiden!).

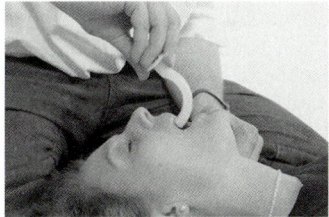

Abb. 68 Einführen des Guedeltubus: den Tubus „falsch herum" hinter den oberen Schneidezähnen in den Mund einführen.

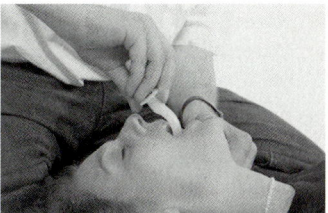

Abb. 69 Guedeltubus vorsichtig am Gaumen weiter in die Mundhöhle vorschieben.

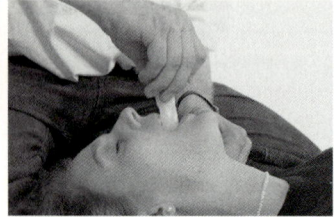
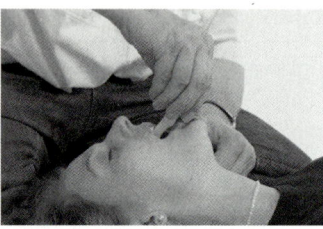

Abb. 70   Beim weiteren Vorschieben den Tubus zunehmend um 180° drehen. Vorsicht: nicht die Zunge in den Rachen schieben!

Abb. 71   Jetzt den Tubus in der richtigen Ausrichtung bis zum Schild vorschieben.

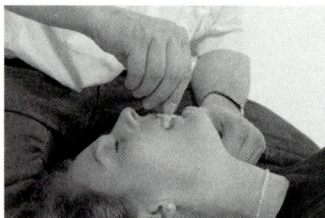
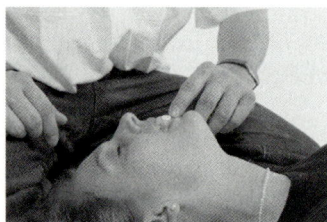

Abb. 72   Richtige Position des Guedeltubus: Der Schild liegt vor den Lippen, Schutz vor Zubeißen durch harte Plastikeinlage am vorderen Ende.

Abb. 73   Vorsicht: Lippen nicht mit dem Guedeltubus einklemmen!

– Tubus mit Pflaster oder Mullbinde locker fixieren, dabei aber Öffnung im Tubus freilassen (Erbrechen)!

■ **Wendl-Tubus (Nasopharyngealtubus)**

● **Material:** Weiches Gummi oder Kunststoff mit leicht gebogener Form und abgeschrägter Spitze. Mobile Scheibe (Schild) am vorderen Ende zur Fixation des Tubus am Naseneingang.

● **Faustregel zur Größenauswahl:** Distanz Nasenspitze bis Ohransatz. Scheibe auf diese Länge einstellen.

● **Einführen eines Wendl-Tubus:**
   – Um **Nasenbluten** zu verhindern/verringern, vorher reichlich abschwellende Nasentropfen (Otriven, Privin) in die Nase geben.
   – Angefeuchtete Tubusspitze in Nasenöffnung einführen, wobei die Öffnung zur Mitte (Nasenscheidewand) zeigt.

- Tubus vorsichtig unter leichten Drehbewegungen vorschieben, bis Scheibe am Naseneingang anliegt.
- Tubus mit Pflaster fixieren.
- Keine Gewalt ausüben! Der Naseneingang geht senkrecht zur Haut nach unten! Wenn sich der Tubus nicht problemlos vorschieben lässt, ist er zu groß oder hat sich in einer Nasenmuschel verhakt. Dann lieber zurück und ebenso vorsichtig im anderen Nasenloch probieren! Nasenbluten erschwert die Beatmung und eine spätere Intubation (schlechte Sichtverhältnisse bei Blut im Rachen).

1

1

1.12 Basismaßnahmen der Reanimation – BLS (Basic Life Support)

■ Wichtige Hinweise vorab

Unter den Basismaßnahmen sind **Atemspende** und **Herzdruckmassage** zusammengefasst, die vollkommen ohne apparative und therapeutische Hilfsmittel (z.B. EKG, Medikamente, Intubationsmaterial) auskommen. Mit ihrer Hilfe soll ein **Minimalkreislauf** und damit eine größtmögliche Sauerstoffversorgung des Gehirns und des Herzens bis zum Eintreffen professioneller medizinischer Hilfe sichergestellt werden. Der herbeigerufene Rettungsdienst verfügt dann über geeignetes Material und beginnt mit den erweiterten Maßnahmen der kardiopulmonalen Reanimation (Advanced Cardiac Life Support ACLS).

Der **sofortige Beginn der Wiederbelebungsmaßnahmen** ist dabei von entscheidender Bedeutung für das Überleben des Patienten. Je früher umso besser! Die Prognose des Patienten nimmt exponentiell mit der Zeit ohne Wiederbelebungsmaßnahmen ab. In Zukunft könnte der Einsatz eines AED (automatischer externer Defibrillator) zu den Basismaßnahmen zählen. Gerade beim Kammerflimmern ist die möglichst frühe Defibrillation die zweite entscheidende Größe.

Cave: Die Hypoxietoleranz des Erwachsenengehirns beträgt nur 3 Minuten, eine längerdauernde Sauerstoffmangelversorgung führt zu schweren, möglicherweise bleibenden Hirnschädigungen!

■ Ursachen des Kreislaufstillstands

Ein Kreislaufstillstand kann **primär** entstehen, d.h. eine herzbedingte Ursache haben (z.B. Herzinfarkt), oder **sekundär** eintreten, d.h. als Folge einer Minderversorgung mit Sauerstoff wie z.B. nach einem Atemstillstand. Die gemeinsame Endstrecke beider Ursachen ist der Zusammenbruch der Sauerstoffversorgung lebenswichtiger Organe. Ohne Wiederbelebungsmaßnahmen führt diese Situation innerhalb von Minuten zum irreversiblen (Hirn-)Tod.

- Der **primäre Kreislaufstillstand** geht immer mit einem Atemstillstand und Bewusstlosigkeit einher. Oftmals besteht bei Patienten mit primärem Kreislaufstillstand zwar noch eine erkennbare Schnappatmung, die aber keinesfalls mit einer ausreichenden Spontanatmung verwechselt werden darf!
- Beim **sekundären Kreislaufstillstand** tritt **zuerst** der **Atemstillstand** ein, z.B. durch akute Verlegung der Atemwege durch einen Fremdkörper. Der Organismus ist für eine kurze Zeit noch in der Lage, Gehirn und Herz mit Sauerstoff zu versorgen. Diese Patienten haben dann in der Regel zunächst noch einen tastbaren Puls. Ohne Intervention kommt es aber nach einigen Minuten durch die

Mangelversorgung des Herzens mit Sauerstoff sekundär zum Herzstillstand.

- **Ursachen für einen primären Atemstillstand:**
  - Fremdkörperverlegung der Atemwege.
  - Schwellung im Halsbereich (allergisch, z. B. durch Insektenstich, traumatisch).
  - Intoxikation (Alkohol, Drogen, Medikamente).
  - Epiglottitis.
  - Plötzlicher Kindstod.

- **Manifestation des Herzstillstandes:** Die Unterscheidung der Erscheinungsform spielt für die weitere Anwendung der Basismaßnahmen keine Rolle und lässt sich nur durch ein EKG treffen: Kammerflimmern/-flattern, pulslose Kammertachykardie, Asystolie, elektromechanische Dissoziation/pulslose elektrische Aktivität (EMD/PEA).

■ Ablauf der Basismaßnahmen

Aufgrund zahlreicher neuer wissenschaftlicher Erkenntnisse sind die Richtlinien für die Reanimation in den letzten Jahren umfassend verändert worden. Wir beziehen uns auf die neuesten Richtlinien, die im Jahr 2000 von allen weltweiten Fachgesellschaften erstmals gemeinsam empfohlen werden (American Heart Association [AHA], European Resuscitation Council [ERC], International Liaison Committee on Resuscitation [ILCOR]).

▌ Hinweis: Die im folgenden beschriebenen Vorgehensweisen beziehen sich auf Patienten, die älter als 8 Jahre alt sind. Maßnahmen für Kinder unter 8 Jahren sind im Kapitel „Basismaßnahmen der kardiopulmonalen Reanimation von Kindern" ab S. 58 bzw. im Kapitel „Besonderheiten bei Kindern" ab S. 102 beschrieben.

- **Die Basismaßnahmen bestehen aus:**
  - Alarmierung (Notruf).
  - Diagnose.
  - Wiederbelebungsmaßnahmen.

1

- **Basic Life Support (BLS)- Ablauf-Schema für den Überblick:**

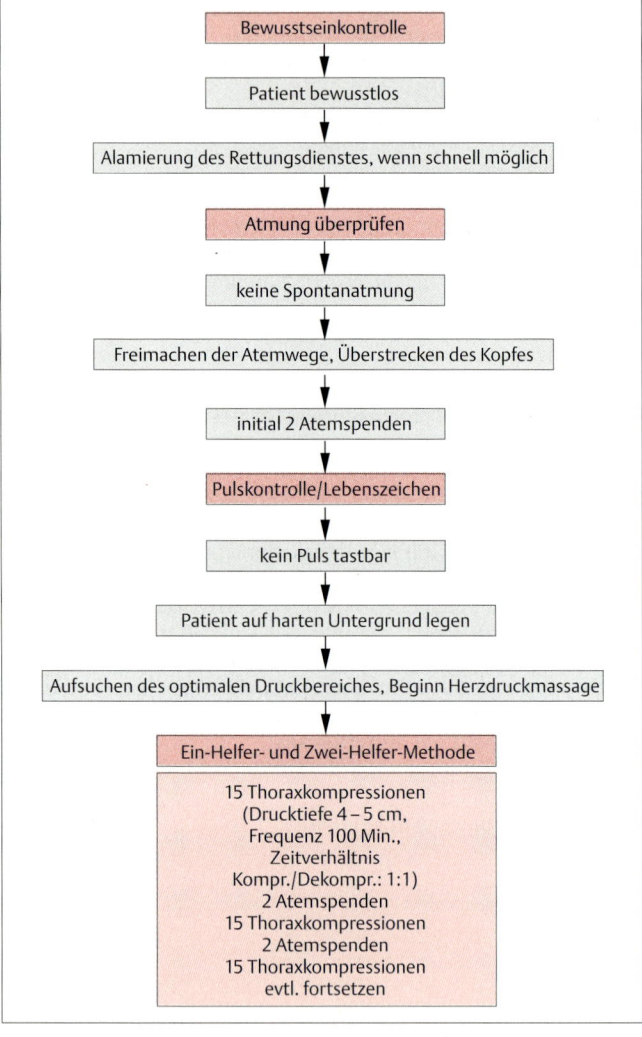

Abb. 74 BLS-Ablauf-Schema.

1

■ **Alarmierung**

- Alarmierung des Rettungsdienstes vor jeder anderen Maßnahme („phone first")!
- **Ausnahme:** Wenn der Patient einen Kreislaufstillstand hat und klar ist, dass die Zeit bis zum Absetzen des Notrufes länger dauert als 5 Minuten (Beginn Hirnschädigung), dann sollte zunächst mit der Wiederbelebung begonnen werden, in der Hoffnung, dass bald jemand anders Hilfe holen kann.
- Steht ein **Atemversagen** sichtbar im Vordergrund, so sollten zunächst Sofortmaßnahmen zum Atemwegsmanagement eingeleitet werden, bevor baldmöglichst der Notruf erfolgt („phone fast").
- Bei Anwesenheit von medizinischem Fachpersonal wird ebenso verfahren, insbesondere beim **kardial bedingten (= primären) Kreislaufstillstand**, es sei denn, ein automatisierter externer Defibrillator steht zur Verfügung und kann unmittelbar eingesetzt werden (s. S. ■).
- Sind mehrere Helfer anwesend, sollte man eine kompetente, verlässliche Person ausdrücklich mit der Alarmierung beauftragen (sonst laufen alle oder keiner). Zusatzinfos (was, wo, wie viele ...) mitteilen!

■ **Diagnose (s. Abb. 75 bis Abb. 78)**

- **Bewusstseinslage überprüfen:**
  - Bei einem ansprechbaren Patienten kann kein Kreislaufstillstand vorliegen. Ein Patient mit Kreislaufstillstand ist immer tief bewusstlos!
  - Die Diagnose Bewusstlosigkeit ist i.d.R. einfach zu stellen: Keine Reaktion auf laute Ansprache, Anfassen („Wachrütteln"), starken Schmerzreiz setzen (Esmarch).
  - ❗ *Cave:* Beachte besondere Umstände: Schwerhörige Patienten, Betrunkene, psychiatrische Patienten (z. B. Katatonie), neurologische Erkrankungen (Paresen, Querschnittpatienten).
- **Atmung überprüfen:**
  - Bei fehlender Spontanatmung Mundhöhle auf Fremdkörper inspizieren.
  - Thorax auf Atembewegungen beobachten.
  - Mit dem Ohr vor Mund und Nase Atemgeräusch hören.
  - Warme Atemluft an Mund und Nase des Patienten spüren.
  - Mit den Händen Atembewegungen fühlen (eine Hand liegt dabei auf dem Thorax des Patienten, die andere auf dem Oberbauch, um auch geringste Atem- und Zwerchfellbewegungen – auch bei „Bauchatmern" – noch wahrnehmen zu können).

– Ein Atemstillstand kann erst dann diagnostiziert werden, wenn die oberen Atemwege unter Reklination des Kopfes und Anheben des Unterkiefers (mit dem Esmarch-Handgriff) freigemacht wurden.
– Bei fehlender Spontanatmung umgehend mit Atemspende beginnen (Techniken siehe S. 32, 38).

● **Puls überprüfen:**
– Die häufige Unsicherheit, in kürzester Zeit (maximal 10 Sekunden) ein sicheres Bild über den Puls an den großen tastbaren Arterien zu gewinnen (A. carotis, A. femoralis), hat dazu geführt, dass die Pulskontrolle nach den neuen Richtlinien nicht mehr durchgeführt werden soll. Wichtiger ist es, allgemeine Zeichen der Kreislauffunktion, etwa spontane Abwehrbewegungen, Husten und Schlucken zu überprüfen.
– Für geschultes Personal ist es neben dieser Kreislaufkontrolle weiterhin sinnvoll, den Puls innerhalb von 10 Sekunden zu beurteilen.

❗ *Cave:* Durch die mühsame Suche nach dem Puls sollte aber keine wertvolle Zeit bis zum Beginn der Reanimation verloren gehen!

– Ein **Kreislaufstillstand** liegt dann vor, wenn an den großen Arterien des Körpers (A. carotis, A. femoralis) kein Puls mehr palpabel ist.
– **Pulsüberprüfung** durch Palpation der Arteria carotis oder ersatzweise der Arteria femoralis. Immer auf beiden Seiten prüfen (einseitige Gefäßengen oder -verschlüsse führen sonst auf die falsche Fährte), immer abwechselnd, nie beidseits gleichzeitig! Technik der Pulskontrolle an der Arteria carotis: Mit Zeige- und Mittelfinger einer Hand den Schildknorpel („Adamsapfel") des Patienten aufsuchen, dann 2–3 Querfinger seitlich den Puls der Arteria carotis tasten (Abb. 75 und Abb. 76).

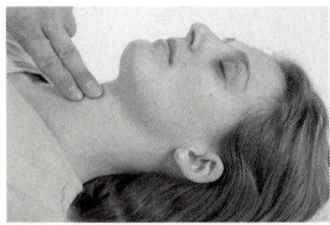

Abb. 75 Tasten des Pulses der Arteria carotis: Mit zwei Fingern einer Hand den Schildknorpel aufsuchen.

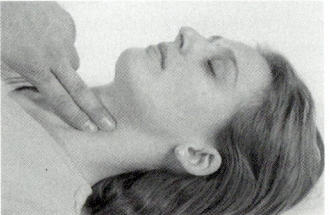

Abb. 76 Von dort die beiden Finger seitlich führen, bis nach ca. 3–4 cm die Arterie tastbar wird. Mit 2 Fingern ist man sicherer beim Tasten.

1

– **Fehler beim Prüfen des Pulses und wie man sie vermeidet:**
  - Arterie niemals von dorsal tasten. Die Finger schieben sonst die Halsmuskeln über die Arterie, dann ist sie nicht mehr zu tasten.
  - Bei Unsicherheit Arteria femoralis in der Leiste palpieren. Nachteil: Oft schwierig, Patient muss dazu teilweise entkleidet werden.
  - ⚠ *Cave:* Die Palpation der Arteria radialis ist für die Diagnose „Pulslosigkeit" ungeeignet: Schon beim Gesunden ist das Tasten der A. radialis manchmal schwierig. Außerdem ist beim Patienten mit einem zentralisierten Kreislauf an der Arteria radialis möglicherweise kein Puls mehr tastbar, obwohl zentral noch ein Minimalkreislauf besteht. Darum kostet ein vergeblicher Versuch an dieser entlegenen Stelle nur unnötig Zeit.
  - Um nicht versehentlich eine ausgeprägte Bradykardie mit einem Kreislaufstillstand zu verwechseln, sollte ein **tastbarer Puls sicher diagnostiziert** werden. Nach maximal zehn Sekunden aber muss man sich über den Puls des Patienten oder die Pulslosigkeit im Klaren sein.
– Bei einer **Bradykardie mit tastbarem Puls** darf, zumindest beim Erwachsenen, keine kardiopulmonale Reanimation begonnen werden.

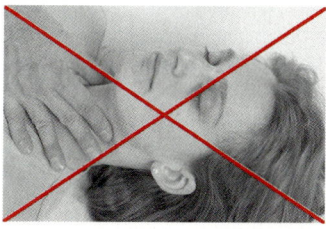

Abb. 77 Falsche Palpationstechnik. Niemals beide Arterien gleichzeitig tasten!

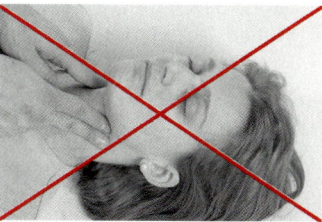

Abb. 78 Falsche Technik! Bei beidseitigem Druck ist ein Abschnüren der Hirndurchblutung zu befürchten und evtl. eine reflektorische Asystolie!

1

■ Wiederbelebungsmaßnahmen

- A = Atemwege freimachen/freihalten (s. S. 28).
- B = Beatmung (s. S. 32, 38).
- C = Cardiale Reanimation.

  Merke: Eine kardiopulmonale Reanimation erfordert immer eine Atemspende oder eine künstliche Beatmung, da die Spontanatmung binnen kürzester Zeit erlischt. Initial kann auch eine sog. Schnappatmung vorliegen, die jedoch keine suffiziente Spontanatmung darstellt.

■ Cardiale Reanimation – Herzdruckmassage (HDM)

Die Wiederherstellung eines Kreislaufersatzes ist die allerwichtigste Maßnahme, damit die Reanimation Aussicht auf Erfolg hat. Deshalb hat die Herzdruckmassagebei einer Reanimation einen höheren Stellenwert als die Atemspende bzw. Beatmung, auf die in der Anfangsphase der Reanimation bei einem Helfer allein oder unter schwierigsten Bedingungen (Blutung, Erbrochenes im Gesicht des Patienten, „Ekelbarriere" des Ersthelfers) verzichtet werden kann.

Merke: Eine Herzdruckmassage ohne Beatmung ist sinnvoller als gar keine Reanimationsmaßnahmen! Professionelle oder erfahrene Notfallhelfer sollen natürlich eine sachgerechte Reanimation mit Herzdruckmassage und Beatmung unverzüglich beginnen.

- **Prinzip der Herzdruckmassage:** Durch die Kompression des Thorax wird das Herz zwischen Sternum und Wirbelsäule zusammengedrückt. Komprimiert der Helfer im richtigen Druckbereich, kann Blut aus beiden Herzkammern in die großen Gefäße ausgedrückt werden. Außerdem entsteht durch das Auspressen und Entlasten des Thorax ein sog. Thoraxpumpmechanismus, der zur Durchblutung beiträgt. Man stelle sich den Thorax als Pumpe vor, die das visköse Blut pumpt. So kann bei guter Reanimationstechnik ein ausreichender Blutfluss entstehen.

  Cave: Eine gut durchgeführte Reanimation mit Basismaßnahmen ist sehr anstrengend und muss unter Umständen über eine Stunde durchgehalten werden. Eine korrekte Durchführung der Wiederbelebung ist entscheidend für ihren Erfolg. Daher sind häufige Übung und eine sichere, kräfteschonende Technik sehr wichtig (jede Gelegenheit zur Übung an Phantomen nutzen).

- **Vorbereitung zur Herzdruckmassage:**
  - Patient auf harter **Unterlage** (Fußboden, Brett) flach auf dem Rücken lagern (bestmögliche Voraussetzung für Blutfluss in Oberkörper und Gehirn), wenn organisierbar, Beine um 30°anheben lassen.
  - **Atemwege** freimachen und zwei Atemspenden durchführen, dann Pulskontrolle (höchstens 10 Sekunden für die Pulssuche, s. o.).

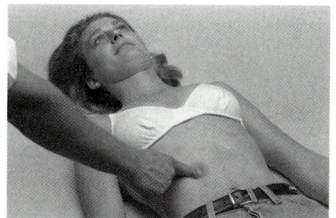

Abb. 79 Aufsuchen des Druck-
bereichs. Mit dem Zeigefinger
vom Rippenbogen zum Unterrand
des Brustbeins fahren.

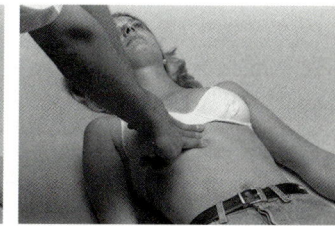

Abb. 80 Daneben zwei Finger
der anderen Hand legen (bei
schmalen Fingern drei Querfinger!).

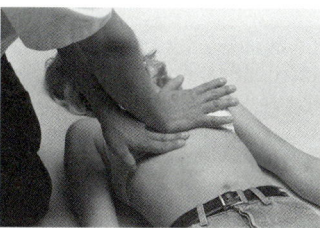

Abb. 81 Den Ballen der freien
Hand **neben** die beiden liegenden
Finger auf das Sternum aufsetzen.
Dort ist der optimale Druckbe-
reich.

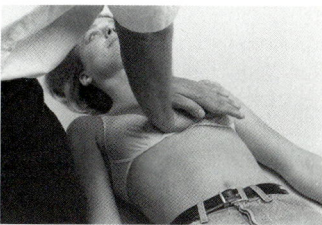

Abb. 82 Die zweite Hand so auf
die liegende positionieren, dass
der untere Handballen auf möglichst kleiner Fläche auf dem Sternum liegt und von der zweiten
Hand unterstützt wird. Die Finger-
spitzen beider Hände spreizen
oder ineinander winden.

– Optimalen **Druckbereich** aufsuchen: Mit den Fingern einer
Hand am Rippenbogen entlang bis zum unteren Ende des
Brustbeins fahren. Zwei Querfinger oberhalb dieses Punktes
beginnt auf dem Brustbein der optimale Druckbereich. (Also
zwischen mittlerem und unterem Drittel des Brustbeines.) Ver-
einfachung für Laien: Druckpunkt auf unterer Sternumhälfte.

● **Durchführung der Herzdruckmassage:**
– Eine Hand mit dem **Handballen auf den Druckbereich** legen,
die Handfläche der zweiten Hand zur Druckunterstützung auf
den Handrücken der ersten legen und die Finger beider Hände
verschränken (so wird bei der anschließenden Kompression
der Druck nur auf den Handballen der unten liegenden Hand

1

(liegt auf dem optimalen Druckbereich) zentriert und nicht über die Finger zur Seite abgelenkt).

– Beide **Arme** während der Kompressionen **im Ellenbogengelenk gestreckt** halten (kräfteschonend), Schultern senkrecht über dem Druckbereich halten.

– Brustbein des Patienten ca. 4–5 cm tief (**1/3 der Thoraxtiefe**) nach unten in Richtung auf die Wirbelsäule drücken und gleich wieder entlasten.

– Bei Dekompression (erfolgt passiv durch die Elastizität des Thorax) **vollständig entlasten**, aber **Hände nicht vom Druckbereich abheben** (sonst verändert sich von Kompression zu Kompression der Druckbereich ständig, damit würde die Druckmassage ineffektiv).

– Thoraxkompression mit einer Frequenz von ungefähr 80–100/min durchführen.

– Dauer von Kompression zu Dekompression im Verhältnis 1 : 1.

– Ein-Helfer- und Zwei-Helfer-Methode: Die Abfolge der Kompressionen und Atemspenden bei der Durchführung der Reanimation werden nach den neuen Richtlinien unabhängig davon, ob der Helfer alleine ist oder ob zwei Helfer vor Ort sind, immer gleich durchgeführt, nämlich 15 : 2.

❗ *Beachte:* Auf Dauer gelingt es nur zusammen mit einer effektiven Beatmung, einen Minimalkreislauf mit sauerstoffreichem Blut aufrechtzuerhalten, der die lebenswichtigen Organe Herz und Gehirn mit Sauerstoff versorgt. Schlechte Technik (falscher Druckbereich, zu geringe, zu starke oder schräge Kompression) und Pausen bei der Herzdruckmassage lassen einen Blutfluss gar nicht erst

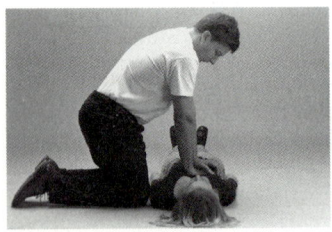

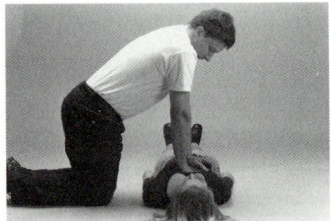

Abb. 83   Herzdruckmassage: Die Arme strecken, Hände auf dem Druckbereich aufeinander legen. Der Oberkörper des Helfers sollte während der Kompressionen unverändert bleiben, gebeugt wird nur im Hüftgelenk!

Abb. 84   Mit dem Abrücken des Helfers vom Patienten kann – bei weiter gestreckter Armhaltung – die Druckhöhe variiert werden.

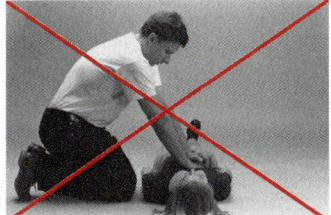
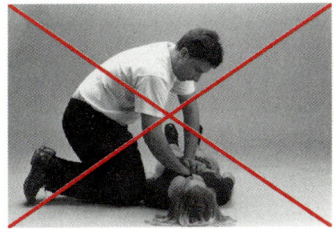

Abb. 85 Falsche Herzdruckmassage. Arme sind **schräg** über dem Patienten gestreckt, Kompression wirkt von der Seite auf den Thorax ein (keine effektive Kraftwirkung!). Außerdem größere Gefahr, die Rippen zu brechen.

Abb. 86 Falsche und ermüdende Technik bei gebeugten Armen. Dies ist nicht lange (genug) durchzuhalten und auch weniger effektiv!

entstehen oder gleich wieder zusammenbrechen. Mangelhafte Beatmung führt zur dauernden Minderversorgung des Organismus mit Sauerstoff.

■ Reanimation mit der Ein-Helfer-Methode
- Helfer kniet seitlich am Patientenoberkörper.
- Zunächst zwei Atemspenden durchführen, dann Pulskontrolle.
- 15 Thoraxkompressionen innerhalb von 10 Sekunden durchführen, dann zwei Atemspenden innerhalb von 5 Sekunden (Effektivfrequenz: ca. 70 Kompressionen und 8 Atemspenden pro Minute).
- Nach vier solcher Zyklen (Atemspende + Kompression) überprüfen, ob die Maßnahmen zur Wiederkehr von Puls und Atmung geführt haben.
- Wenn nicht: Thoraxkompressionen und Atemspenden fortsetzen.
- Weitere Pulskontrollen alle 3–5 Minuten.

■ Reanimation mit der Zweihelfer-Methode
- Verhältnis ist jetzt auch hier 15:2.
- Jeder Helfer kniet auf einer Seite des Patientenoberkörpers. Das ist wichtig, um einen schnellen Wechsel der Helfer zu ermöglichen.
- Zunächst zwei Atemspenden durchführen, dann Puls kontrollieren.
- 15 Thoraxkompressionen innerhalb von 10 Sekunden durchführen (Helfer 1).
- Zwei Atemspenden innerhalb von 5 Sekunden anschließen (Helfer 2). Effektivfrequenz: ca. 70 Kompressionen und 8 Atemspenden pro Minute.

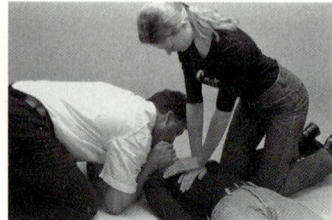 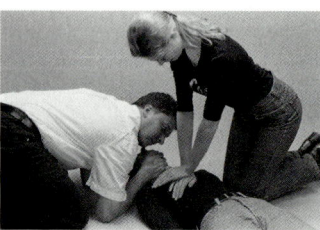

Abb. 87 Reanimation nach der Zwei-Helfer-Methode. Die Helfer knien gegenüber, führen Kompressionen und Atemspende im Wechsel durch. Absprechen und Mitzählen ist wichtig: 15 : 2!

Abb. 88 Nach der Atemspende den Kopf vom Patienten abheben. Blick auf den Thorax!

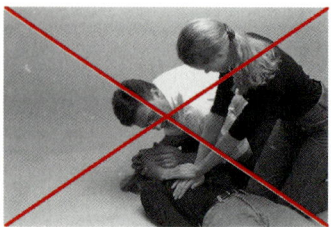

Abb. 89 Falsche Technik der Zwei-Helfer-Methode. Die Position nebeneinander behindert beide Helfer.

- Nach einer Minute Puls und Atmung des Patienten kontrollieren, evtl. Maßnahmen im Wechsel von Kompressionen und Atemspende fortführen.
- Weitere Pulskontrollen alle 3 – 5 Minuten.

❗ Merke: Bei der Erwachsenen-Reanimation (> 8 Jahre) gilt nach den neuen Richtlinien: Verhältnis Kompressionen zu Beatmung = 15 : 2!

❗ Merke: Thoraxkompressionen bei der Zwei-Helfer-Methode wirklich laut mitzählen („eins-und-zwei-und-drei-und-vier-und-fünf-und …"). Bei der Entlastung nach der fünfzehnten Kompression soll der beatmende Helfer bereits mit dem Einblasen von Luft beginnen, die nächste Serie von Kompressionen folgt in die Ausatemphase der zweiten Atemspende. So werden die Kompressionspausen für die Beatmungen verkürzt, um den aufgebauten Minimalkreislauf nur so kurz wie unbedingt nötig zu unterbrechen.

■ Wichtige Hinweise zum praktischen Vorgehen bei der Reanimation

- Schon nach kurzen Pausen in der Herzdruckmassage bricht der erzeugte Blutfluss im Körper schnell in sich zusammen. Dies ist auch bei dem früher verbreiteten Wechsel von Kompression und Beatmung im Verhältnis von 5 : 1 so. Deshalb wird durch die längere Phase mit kontinuierlicher Kompression (15-mal auch bei der Zwei-Helfer-Methode) der Blutfluss für längere Zeit aufrechterhalten und dann für die beiden Beatmungen unterbrochen.
- Mit kontinuierlichen und nur für die Atemspenden kurz unterbrochenen Kompressionen lässt sich ein systolischer Blutdruck von immerhin 80 mmHg erreichen.
- Der **Erfahrene** führt die **Beatmung** durch und weist den anderen in die Herzdruckmassage ein und korrigiert ihn fortlaufend. So kann jeder Laie zum effektiven Reanimationshelfer werden!

! *Cave:* Erst nach erfolgter Intubation werden die Kompressionen **ohne Pause** kontinuierlich durchgeführt und durch die Beatmungen mit Beutel (1 Hub alle 5 Kompressionen) überhaupt nicht mehr unterbrochen!

! *Merke:* Oftmals lässt sich bei älteren Patienten, auch bei korrekt durchgeführter Technik, eine Fraktur des Sternums oder der Rippen nicht vermeiden. Dies sollte natürlich nicht zum Abbruch der Maßnahmen führen.

1

1.13 Basismaßnahmen der kardiopulmonalen Reanimation bei Kindern

- Synonym: Pediatric Basic Life Support (P-BLS)

■ Wichtige Hinweise vorab

Basismaßnahmen der kardiopulmonalen Reanimation bei Kindern gleichen im Wesentlichen denen der Erwachsenen. Es gibt jedoch einige anatomische und physiologische Besonderheiten. Folgende Erläuterungen beziehen sich auf Patienten, die jünger als 8 Jahre sind.

Innerhalb dieser Gruppe werden **Neugeborene** (jünger als ein Monat), **Säuglinge** (1 Monat – 1 Jahr) und **Kinder** (1 – 8 Jahre) unterschieden.

❗ *Merke:* Kleine Kinder sind am besten auf einem Tisch zu reanimieren (und nicht auf dem Boden).

■ Ursachen des Atem-Kreislauf-Stillstands bei Kindern

- Bei Kindern kommt es im Gegensatz zu Erwachsenen meist zuerst zu einem Atemstillstand, erst sekundär zum Kreislaufstillstand.
- Der plötzliche Kindstod (SIDS = Sudden Infant Death Syndrome) ist bei Säuglingen die häufigste Ursache. Auch hierbei kommt es primär zum Atemstillstand. Leider kommt man dabei oft zu spät.
- Fremdkörperverlegung der Atemwege („Verschlucken").
- Ertrinken.
- Unfälle (vor allem ältere Kinder).

Bei Kindern unter 8 Jahren wird überwiegend ein respiratorisches Versagen Ursache des Kreislaufstillstandes sein. Hier gilt es, unverzüglich mit Maßnahmen der Beatmung zu beginnen und dann baldmöglichst den Notruf einzuleiten („phone fast"). Primär herzbedingte Ursachen für einen Kreislaufstillstand im Kindesalter sind eher selten. Ist eine kardiale Ursache wahrscheinlich (Anamnese, bekannte Vorerkrankung), sollte erst der Notruf erfolgen („phone first").

■ Indikationen zur kardiopulmonalen Reanimation

- Die Indikationen entsprechen grundsätzlich denen der Erwachsenen.
- ❗ *Merke:* Bei kleinen Kindern sollte jedoch auch schon bei starken Bradykardien (Herzfrequenz < 60) mit der Reanimation begonnen werden. Das Herzzeitvolumen (HZV) ist bei Kindern extrem von der Herzfrequenz abhängig!

■ Ablauf der Basismaßnahmen
- **Vitalfunktionen überprüfen:**
  - Bewusstseinslage.
  - Atemtätigkeit.
  - Kreislaufverhältnisse.
- **Alarmierung:** Notarzt rufen. Kind dabei nicht alleine lassen.

  ! *Tipp:* Säuglinge und Kleinkinder kann man auch alleine unter laufender effektiver Reanimation transportieren (z. B. auf dem Weg zur Telefonzelle, zum Rettungswagen)! Dazu wird das Kind mit dem Rücken auf den Unterarm gelegt und der Kopf mit der Hand gehalten. Diese Position eignet sich auch gut zur Einhelfer-Reanimation bei Säuglingen, da die Wechselzeiten zwischen Beatmung und Herzdruckmassage sehr gering sind.

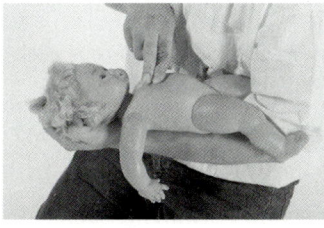
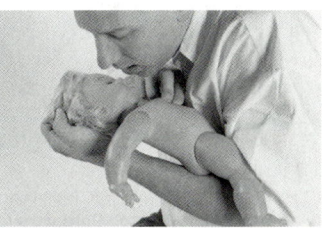

Abb. 90 Transport von Säuglingen unter Reanimation. Der Säugling liegt auf dem Unterarm, die Beinchen sind um den Ellenbogen des Helfers fixiert, der Kopf ruht in der Hand. Vorsicht vor zu starker Reklination des kindlichen Kopfes!

Abb. 91 Auch die Mund-zu-Mund-Beatmung ist bei Transport unter Reanimation möglich. Für die Atemspende zwischen den Kompressionen den Säugling einfach zum Mund anheben.

- **Atemwege freimachen/freihalten:**
  - Der Verschluss der Luftwege durch Fremdkörper ist eine häufige Ursache für Todesfälle im Kindesalter.
  - Grundsätzliche Vorgehensweise wie beim Erwachsenen (s. S. 28).
  - Bei Aspiration kann versucht werden, das Kind mit dem Bauch auf den Unterarm des Helfers zu legen, der Kopf des Kindes soll leicht abwärts in der Hand liegen. Wohldosierte Schläge zwischen die Schulterblätter können den Fremdkörper lösen.

  ! *Cave:* Bei kleinen Kindern kann eine zu starke Reklination des Kopfes wieder zu einer Verlegung der Atemwege führen.

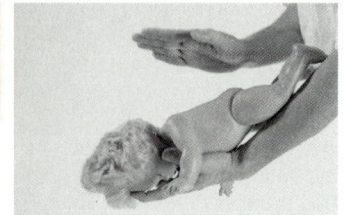

Abb. 92   Entfernen von Fremd-körpern beim Kind mit V. a. Aspira-tion. Das Kind liegt mit dem Bauch auf dem Unterarm des Helfers. Dann wohl dosiert mit der flachen Hand zwischen die Schulterblätter schlagen.

- **Beatmung:**
  - Bei Säuglingen Mund-zu-Mund-und-Nase-Beatmung: Mund und Nase gleichzeitig durch den eigenen Mund umschließen. Beatmung erfolgt gleichzeitig durch Mund und Nase.
  - Bei älteren Kindern ist die Mund-zu-Mund-Beatmung günsti-ger.
  - Die Vorgehensweise für Kinder jenseits des ersten Lebensjah-res entspricht der von Erwachsenen (s. S. 32).
- **Puls tasten:**
  - 🛑 *Merke:* Arteria radialis ist für die Diagnose „Kreislaufstillstand" ungeeignet.
  - Kinder > 1 Jahr: A. carotis.
  - Kinder < 1 Jahr: Palpation der A. carotis schwierig. Alternative A. brachialis auf der Innenseite des Oberarms gegen den Ober-armknochen tasten, in der Leistenbeuge A. femoralis.

■ **Kardiopulmonale Reanimation (s. Abb. 93 bis Abb. 98)**
- Zunächst vier Atemspenden.
- Aufsuchen des Druckpunktes.

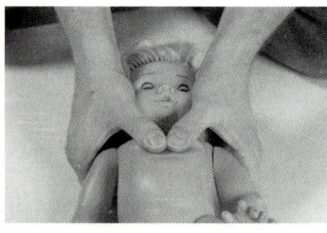

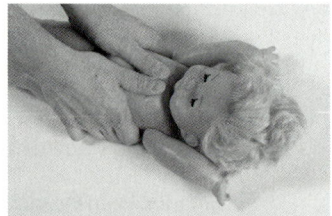

Abb. 93   Herzdruckmassage bei Säuglingen. Mit beiden Händen den Thorax von oben umgreifen, die nebeneinander gelegten Dau-men drücken auf der Intermamil-larlinie auf das Sternum.

Abb. 94   Alternativ kann der Brustkorb auch von unten umfasst werden. Wieder mit beiden Dau-men nebeneinander gelegt das Sternum komprimieren.

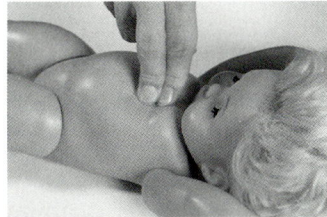

Abb. 95 Alternativer Druckpunkt beim Säugling: Mit Zeige- und Mittelfinger einer Hand komprimieren, der Druckpunkt beginnt unmittelbar unterhalb der Intermamillarlinie.

- **Säuglinge:**
  - Optimaler **Druckpunkt** liegt unterhalb der Verbindung der beiden Brustwarzen (Intermamillarlinie) in der Mitte des Sternums.
  - **Thoraxkompressionen**: Nach Umgreifen des Thorax von oben oder unten, mit beiden nebeneinander liegenden Daumen.
  - Alternativ mit Mittel- und Ringfinger einer Hand.
  - Kompressionsfrequenz mindestens 100/min.
- **Kleinkinder:**
  - Optimaler **Druckpunkt** wie bei Erwachsenen: Je kleiner das Kind, umso höher liegt der Druckpunkt (siehe Technik bei Säuglingen).
  - **Thoraxkompressionen:** Mit dem Handballen einer Hand, bei größeren dann wie bei Erwachsenen.
  - Kompressionsfrequenz ca. 100/min.

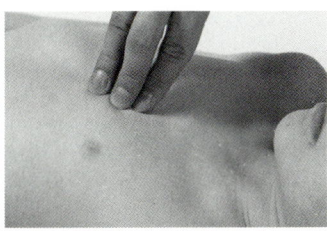

Abb. 96 Aufsuchen des Druckpunkts für die Herzdruckmassage beim Kind.

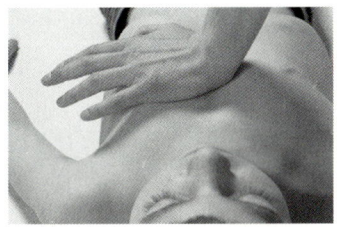

Abb. 97 Herzdruckmassage bei Kindern. Mit dem Handballen **einer** Hand drücken. Achte auf das Abspreizen der Finger, damit der Druck ausschließlich auf den Druckbereich ausgeübt wird.

1

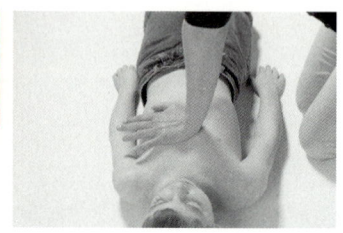

Abb. 98 Herzdruckmassage bei Kindern mit dem Ballen einer Hand, die Körperhaltung (gestreckter Ellenbogen) gleicht der bei der Erwachsenen-Reanimation.

- **Kompressions-Ventilationsverhältnis:**
  - Bei Neugeborenen Wechsel von Kompressionen und Atemspende im Verhältnis 3 : 1.
  - Zwischen einem Monat und 8 Jahren 5 : 1 (5-mal komprimieren, 1-mal beatmen. Merke: „Betonung der Beatmung" bei der Kinderreanimation).

2 Weiter gehende Maßnahmen

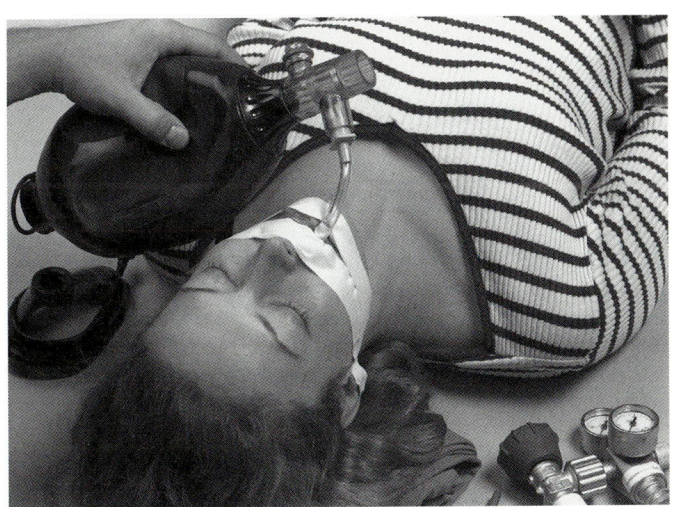

2.1 Defibrillation/Kardioversion

Die Hauptanwendung des Defibrillators ist die Defibrillation des Herzens beim Kammerflimmern und Kammerflattern, aber auch die Kardioversion (mit geringerer Energie und Synchronisation mit dem EKG des Patienten) bei hämodynamisch wirksamen Tachykardien.

Durch den starken, von außen zugeführten Strom werden alle Myokardzellen gleichzeitig depolarisiert („alle Uhren auf null gestellt"), damit haben die Schrittmacherzentren wieder Gelegenheit eine geordnete Erregung einzuleiten. Kreisende (Re-entry-)Erregungen können unterbrochen werden.

■ Kammerflimmern/-flattern

Die **Defibrillation** ist Mittel der ersten Wahl zum Beenden eines Kammerflimmerns/Kammerflatterns. Sie sollte **möglichst schnell und wiederholt** noch vor Medikamentengabe eingesetzt werden. Schalter auf „**asynchron**" stellen.

■ Kammertachykardien

Einsatz des Defibrillators zur Kardioversion bei hämodynamisch wirksamen Tachykardien, d. h. wenn es zur Bewusstseinsstörung, Angina pectoris und oder zum starken Abfall des Blutdruckes kommt. Schalter auf „**synchron**" stellen, damit die Energieabgabe mit dem EKG des Patienten synchronisiert wird und nicht in die vulnerable Phase des EKGs (in der T-Welle) fällt.

Es gibt noch zahlreiche Anwendungen der Elektrotherapie am Herzen (z. B. externe Herzschrittmacher bei Bradykardien), die aber dem Fachmann oder der Klinik vorbehalten bleiben. In der Regel sind die spezielleren Techniken am Notfallort nicht notwendig.

🛈 *Cave:* Keine Indikation für die Defibrillation sind Asystolie und PEA/EMD (= Pulslose Elektrische Aktivität/Elektromechanische Dissoziation). Die Defibrillation hat hierbei keine Aussicht auf Erfolg und ist daher Zeitverschwendung!

🛈 *Merke:* Allerdings sollte die Diagnose „Asystolie" zum Ausschluss eines sehr feinen Flimmerns in mehreren Ableitungen (!) mit voller Amplitude bestätigt werden. Bei Ableitung über die Paddles des Defibrillators nochmals prüfen, ob wirklich eine Asystolie vorliegt, dazu die Position beider Paddles vertauschen („Crosscheck").

2

■ Mit dem Defibrillator vertraut machen

Es gibt eine Unzahl verschiedener Defibrillatoren auf dem Markt, die sich alle mehr oder weniger stark unterscheiden. Dennoch ist die Bedienung der normalen Defibrillatoren prinzipiell gleich. Jeder sollte die in seinem Bereich vorhandenen Defis (Station, Notfallwagen u.Ä.) anschauen, ausprobieren und kennen. Der Notfall ist der schlechteste Zeitpunkt sich mit einem neuen Gerät vertraut zu machen. Außerdem kann man, wenn man 5 Defis kennt, auch fast alle anderen bedienen. Also: Augen auf, nachfragen, erklären lassen.

■ Bedienung des Defibrillators

- Einschalten.
- EKG beurteilen, Kammerflimmern?
- Energie wählen (200 – 360 J).
- Überprüfen, ob auf „asynchron" gestellt ist (ist normalerweise der Einschaltmodus).
- Elektroden (Paddles) dick mit Leitpaste bestreichen und verreiben.
- Ladetasten drücken (an einem Paddle).
- 1. Paddle auf rechte Patientenseite neben Sternum am oberen Thorax aufsetzen, 2. Paddle links über der Herzspitze aufsetzen (der Strom soll optimal durch das Herz fließen).
- Paddles maximal andrücken, das senkt den Übergangswiderstand.
- EKG nochmals verifizieren.
- Laut und deutlich „Achtung – Zurücktreten – Defibrillation!" sagen und darauf achten, dass niemand Kontakt zum Patienten hat (auch man selbst nicht).
- Wenn der „fertig"-Ton kommt, an beiden Paddles gleichzeitig den Auslöseknopf drücken.
- Paddles in Position lassen, Defi sofort wieder laden für evtl. 2. und 3. Defibrillation. Es ist wichtig, dass die Defibrillationen rasch hintereinander erfolgen.
- EKG kontrollieren (5 Sekunden lang).
- Mechanische Reanimation nicht vernachlässigen (vor lauter „Defi-Begeisterung")!
- **❗ *Cave:*** Schwarze Stellen auf der Haut oder Funken beim Defibrillieren zeigen Ineffektivität an. Dann den Kontakt der Elektroden verbessern (mehr Gel und höherer Druck).

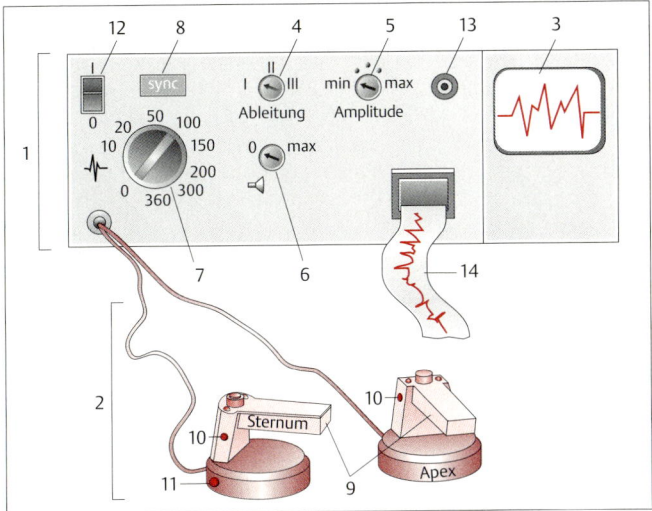

2

Abb. 99 Prinzipieller Aufbau des Defibrillators mit Monitoreinheit (1) und Elektroden (Paddles) (2): Auf einem Monitor (3) wird das laufende EKG registriert. Verschiedene Ableitungen sind an einem Wählschalter (4) einstellbar. An weiteren Schaltern werden die EKG-Amplitude (5) und die Lautstärke des QRS-Tons (6) gewählt. Zur Defibrillation kann die entsprechende Stromstärke am Joule-Drehschalter (7) eingestellt werden (max. 360 J). Für die EKG-synchronisierte Abgabe des Stromstoßes nur bei der Kardioversion muss der Synchronisationsschalter (8) gedrückt sein. Die Paddles sind mit der Monitoreinheit verbunden. Ihre Handgriffe (9) (bei den meisten Geräten mit „Sternum" und „Apex" beschriftet) besitzen jeweils einen Auslöseknopf (10), die gleichzeitig gedrückt werden müssen. Nur an einem Handgriff befindet sich der Ladeknopf (11) des Defibrillators. Weitere Ausstattung: Netzschalter (12), Anschluss für EKG-Kabel (13), Druckeraufzeichnung des EKGs (14), evtl. externe Schrittmacherfunktion (besonderes Elektrodenkabel erforderlich!).

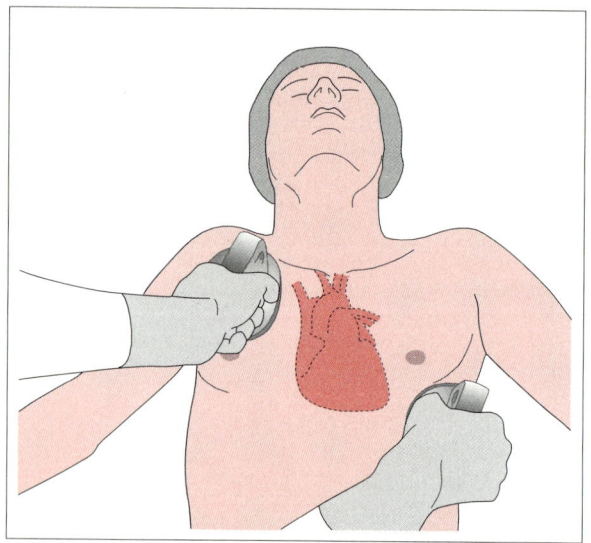

Abb. 100   Platzierung der Defibrillator-Elektroden am Patienten (Elektroden-Gel nie vergessen!): Die eine Elektrode („Sternum") wird rechts neben dem oberen Brustbeinrand, die andere Elektrode („Apex") auf der linken Thoraxseite links unterhalb der Brustwarze mit ganzer Fläche fest auf die Haut aufgedrückt. Wichtig: Druck auf die Paddles beim Auslösen aufrechterhalten!
(Aus HEMPELMANN/ADAMS/SEFRIN, Notfallmedizin)

■ *Cave:* Manche Defibrillatoren zeigen eine Null-Linie, wenn das EKG-Kabel eingesteckt ist und man über die Paddles ableiten will (Fehldiagnose Asystolie!). Artefakte (z. B. durch wackelnde Kabel oder zittrige Hände des Helfers) können Kammerflimmern vortäuschen. Deshalb auf die lebenswichtige Technik achten und sich für die entscheidende Diagnose etwas Zeit und Ruhe nehmen.

2.2 Automatischer Externer Defibrillator (AED)

Eine der häufigsten Todesursachen ist das Kammerflimmern. Die Defibrillation ist beim Kammerflimmern Mittel der ersten Wahl und sollte so früh wie möglich eingesetzt werden. Moderne „automatische externe Defibrillatoren" (AED) ermöglichen hier zunehmend einen enormen Zeitgewinn vom Eintritt des Kammerflimmerns bis zur ersten Defibrillation.

- **AED bestehen aus:**
    - Kompaktem Gehäuse (in der Größe eines Buches).
    - Batteriepack.
    - Zweipoligem Patientenkabel.
    - Großflächigen Klebeelektroden.
    - Anleitung.
    - Meist haben die AED nur 2 – 3 Tasten und sind sehr einfach zu bedienen.

■ Indikation

Kammerflimmern: **Die Diagnose wird vom Gerät gestellt!** Die Indikation zum Einsatz eines AED ist jede bewusstlose Person, bei der ein Kammerflimmern nicht ausgeschlossen werden kann.

■ Funktionsweise

Ein AED übernimmt selbstständig die Analyse des Herzrhythmus. Aus einer Vielzahl gespeicherter EKG-Kurven und intelligenter Algorithmen analysiert er, ob ein Kammerflimmern vorliegt oder nicht. Liegt ein Kammerflimmern vor, wird automatisch eine Defibrillationsserie ausgelöst. Bei einigen Geräten muss man nach Aufforderung noch eine Taste zur Defibrillation drücken. Die Irrtumswahrscheinlichkeit ist bei neuen Geräten fast null. Einige AED benutzen zur Defibrillation einen biphasischen Strom: bei einer Defibrillation wird dabei der Strom in minimalem zeitlichem Abstand in beide Richtungen appliziert, also einmal umgepolt. Dies verbessert die Stromdichte durch das Herz und erhöht den Defibrillationserfolg.

Viele AED geben während des Betriebes sprachliche Anweisungen zum Gebrauch des Gerätes und zur Versorgung des Patienten.

■ Anwendung

- Beim bewusstlosen Patienten mit V. a. Kammerflimmern.
- Gerätetasche öffnen.
- Batteriepack einsetzen, falls nicht schon geschehen.
- Oberkörper des Patienten freimachen.
- Klebeelektroden auf den Thorax kleben.

2

- Kabel anschließen.
- AED einschalten.
- Anweisungen des AED befolgen.
- Vom Patienten wegtreten. Vermeidet Artefakte bei der Analyse und dient dem Eigenschutz bei der Defibrillation.
- Nach erfolgloser Anwendung sollte mit den üblichen Reanimationsmaßnahmen fortgefahren werden, bis sich der AED erneut meldet. Er sollte zunächst nicht entfernt werden.

■ Ausblick

Die kleinen und kompakten AED befinden sich immer öfter auch in öffentlichen Einrichtungen wie Flughäfen, Bahnhöfen, aber auch in großen Firmen oder Verkehrsflugzeugen. AED werden sich in den nächsten Jahren weiter verbreiten. Eine Wunschvorstellung vieler Experten ist, dass AED wie Feuerlöscher überall aufgehängt werden (müssen). Der flächendeckende minutenschnelle Einsatz von AED beim Kammerflimmern durch eingewiesene Laien oder Ersthelfer könnte die Prognose für die zahlreichen Opfer des „plötzlichen Herztodes" revolutionieren. Jeder Angehörige eines medizinischen Berufes oder einer Hilfsorganisation sollte in Zukunft in der Lage sein, einen AED einzusetzen.

2.3 Endotracheale Intubation und Beatmung

In den Fällen, in denen eine ausreichende Beatmung durch einfache Hilfsmittel wie Atemspende oder Maskenbeatmung nicht gewährleistet werden kann sowie zur definitiven Sicherung der Atemwege, muss durch einen Geübten eine endotracheale Intubation , d.h. das Einführen eines Beatmungsschlauches unter Sicht in die Luftröhre, durchgeführt werden.

Die orotracheale Intubation (durch den Mund in die Luftröhre) ist das Standardverfahren bei lebensbedrohlichen respiratorischen Notfällen, bei bewusstlosen und sedierten Patienten.

⚠ *Merke: Die endotracheale Intubation:*
- Schafft freie Luftwege.
- Schützt vor Aspiration.
- Ermöglicht eine verbesserte Beatmung mit Beatmungsbeutel oder nach Anschluss an ein Beatmungsgerät.
- Ermöglicht endotracheales Absaugen.
- Erlaubt die Gabe von Notfallmedikamenten durch den Tubus.

■ Voraussetzung zur Intubation
- Patient bewusstlos bzw. ausreichend narkotisiert/medikamentös relaxiert.
- Keine Spontanatmung vorhanden.
- Ausfall aller Abwehrreflexe.

■ Komplikationen
- **Fehlintubation** des Ösophagus mit:
  - Schwerster Hypoxie.
  - Aufblähung des Magens mit Gefahr von Erbrechen und Aspiration oder Perforation.
- **Verletzung** von Zunge, Schleimhaut, Stimmbändern mit **Blutungs- und Schwellungsgefahr.** Das Zuschwellen der Atemwege durch Ödem macht eine Intubation, aber auch eine Maskenbeatmung unmöglich!
- Gefahr des **Laryngospasmus** (wenn die Reflexe noch vorhanden sind).
- **Reflektorische Rhythmusstörungen** (Bradykardie, Blutdruckabfall, Asystolie).
- **Beschädigung** und Herausbrechen von **Zähnen** mit anschließender Aspiration.
- **Einseitige Intubation:** Zu tiefes Einführen des Tubus mit Belüftung nur eines Lungenflügels. Einseitige Intubation meist rechts, da der rechte Hauptbronchus an der Carina steiler von der Trachea

2

abzweigt. Die einseitige Intubation führt zur **Minderbelüftung der Lunge** und zur Hypoxie!

❗ *Tipp:* Die Intubation sollte, wenn irgend möglich, immer mit einem erfahrenen Helfer vorgenommen werden. Dieser kontrolliert auch das Material, hilft beim Anreichen, Absaugen und Auskultieren der Tubuslage.

❗ *Merke:* Vor jeder Intubation muss eine Absaugeinrichtung (Fußpumpe oder elektrische Pumpe, Absaugschlauch, Fingertip, Absaugkatheter) funktions- und griffbereit neben dem Patienten stehen. Das Absaugen ist oft akut und unerwartet nötig; viel früher „als dem Helfer lieb ist".

■ Material für die orotracheale Intubation

● **Absaugpumpe:** Erbrochenes, Blut und Speichel im Rachen des Patienten schaffen schnell extrem schwierige Intubationsbedingungen und vergrößern die Gefahr einer dramatischen Hypoxie und lebensgefährlichen Aspiration: Wertvolle Zeit geht verloren, um freie Sicht und einen freien Atemweg wiederherzustellen! Daher muss die Absaugeinrichtung **sofort betriebsbereit** zur Verfügung stehen und darf nicht erst bei Bedarf aufgebaut werden! Absaugen kann gerade in der Notfallmedizin häufig und wiederholt erforderlich werden:
  – Zur Vorbereitung der Intubation (Freilegen der oberen Atemwege, Aspirationsschutz).
  – Während der Intubation (Freihalten der Sicht, Aspirationsschutz).
  – Nach der Intubation (endotracheales Absaugen, Bronchialtoilette).

❗ *Tipp:* Bei großen Mengen Blut/Erbrochenem etc. in der Mundhöhle ist es oft besser, nur mit dem Absaugschlauch (größeres Lumen) ohne Absaugkatheter und Fingertip abzusaugen! Allerdings kann es dann zur Verstopfung des Schlauches kommen. (Fingertip ist ein kleines Plastikzwischenstück, mit dem man durch Öffnen und Schließen eines Loches den Sog regulieren kann.)

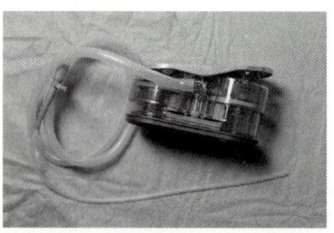

Abb. 101   Absaugpumpe.

- **Laryngoskop:** Dient dem Beleuchten und direkten Betrachten des Kehlkopfeingangs, indem die Zunge seitwärts abgedrängt und der Mundboden angehoben wird. Besteht aus:
  - Handgriff mit Stabbatterie oder Akku.
  - Auswechselbarem Spatel in verschiedenen Größen und Formen mit Lichtquelle (Kaltlicht-Glühbirne).
  - Der meistverwendete, gebogene Spatel (**Macintosh-Spatel**) passt sich mit seiner Biegung ungefähr der Krümmung des Mundbodens an. Mit seiner Schienung an der linken Seite lässt sich beim Einführen die Zunge in der Mundhöhle nach links verdrängen und gibt ein größeres Blickfeld in der Mundhöhle frei.
  - Der gerade Spatel (**Miller-Spatel**) wird v. a. bei Neugeborenen und Kleinkindern eingesetzt. Die Epiglottis wird mit dem Spatel direkt aufgeladen.
    - ❗ *Cave:* Bei Intubation mit dem Miller-Spatel besteht eine größere Gefahr der Zahnbeschädigung im Oberkiefer, außerdem nimmt die Gefahr des traumatischen Epiglottisödems zu!
  - **Größen** (nur Faustregel, immer ist eine individuelle Auswahl erforderlich):
    Nr. 1: Neugeborene und Kleinkinder
    Nr. 2: Kinder
    Nr. 3: Erwachsene, mittlere Größe
    Nr. 4: Erwachsene, Überlänge
- **Endotrachealtubus:**
  - Gebogener Magill-Tubus (Standard) oder angewinkelter Oxford-non-kinking-Tubus.
  - Mit/ohne Blockermanschette (Cuff) am vorderen Ende.
  - Luftzuleitungsschlauch mit Pilotballon zum Aufblasen der Blockermanschette.
  - Konnektor für Beatmungsbeutel/-schlauch am hinteren Ende (DIN- genormt).
  - Der **Magill-Tubus** ist der am häufigsten verwendete orotracheale Tubus. Er hat eine leichte Krümmung und ist mit einer Blockermanschette ausgestattet. Wegen seiner relativ starren Form wird meist kein Führungsstab zum Einführen in die Trachea benötigt.
  - Der **Oxford-non-kinking-Tubus** ist nur für die orotracheale Intubation geeignet. Er passt sich mit seiner abgewinkelten Form der Anatomie im Pharynxraum an, ist relativ starr und macht ein Abknicken fast unmöglich. Außerdem ist er so kurz, dass eine einseitige Intubation kaum möglich ist (darum keine cm-Skalierung!). Er ist mit einer Blockmanschette ausgestattet

2

2

und benötigt einen Führungsstab zur sachgerechten Intubation.

■ *Cave:* Bei zu langem Führungsstab droht die Verletzung der Trachealschleimhaut!

– Der **Spiraltubus** ist ein gerader, sehr flexibler Tubus mit Cuff, in dessen Wand eine Metallspirale eingebettet ist. Er sollte keinen Platz in der Notfallmedizin haben.

■ *Tipp:* Für die Notfallmedizin gibt es spezielle Tuben mit einer Zuspritzmöglichkeit für endobronchiale Notfallmedikamente während einer Reanimation.

– **Auswahl der Tubusgröße:**
  ● Der gewählte Tubus soll den **größtmöglichen Durchmesser** haben (geringerer Strömungswiderstand!) ohne Läsionen auszulösen. Zu kleine Tuben erhöhen den Widerstand gegen die Strömung der Atemluft. Zu große Tuben können zu Stimmbandzerreißungen, Kehlkopfödemen, Luxationen der Stimmbandknorpel und Drucknekrosen in der Trachea führen – allesamt schwerwiegende Komplikationen, die bei richtiger Größenauswahl und geübter Technik sicher vermeidbar sind.
  ● Alle Tuben weisen an ihrer Außenseite eine Zentimeter-Skala auf, die eine Beurteilung der Tubustiefe in der Trachea erlaubt (der Tubus sollte beim Erwachsenen unter Sicht mit dem oberen Ende des Cuff ca. 1 cm durch die Stimmritze geschoben werden). In der Regel liegt er weit genug in der Trachea, wenn die Markierung „22 cm" auf Höhe der Zahnreihe des Patienten liegt. In jedem Fall muss eine sorgfältige Auskultation durchgeführt werden.

– **Größe** (nur Faustregel – individuelle Auswahl ist erforderlich!):
  Frauen 7,0 – 7,5 mm Innendurchmesser
  Männer 8,0 – 8,5 mm Innendurchmesser
  Erwachsene: Außendurchmesser entspricht Ringfingerdicke
  Kinder: Außendurchmesser entspricht Kleinfingerdicke

● **Kopfpolster:**
– Zur Verbesserung der Lagerung für die Intubation und damit zur Erleichterung der Sicht in den Kehlkopf sind ein Kopfpolster oder ein Kopfring (ca. 6 – 8 cm hoch) geeignet, im Notfall aber auch alle vergleichbaren Gegenstände (Buch, Schuh usw.).

■ *Cave:* Eine richtige Lagerung ist wichtig und besser als ein Intubationsversuch ohne Lagerung, der schief geht!

● **Führungsstab:**
– Besteht aus einer Metallseele, die von stabilem Hartgummi, Plastik oder Weichgummi ummantelt ist. Er wird im Tubus bis kurz vor dessen Spitze (Cuffseite) vorgeschoben, um den Tubus

in seiner Form zu stabilisieren und so das Einführen in die Trachea zu erleichtern. (Immer Gleitmittel verwenden!)

⚠ *Tipp:* Bei schwierigen Intubationsverhältnissen kann es helfen, den Führungsstab ca. 1–2 cm über die Spitze des Tubus hinauszuschieben, um damit zunächst die Stimmritze zu passieren und anschließend den Tubus vorsichtig über den liegenden Führungsstab in die Trachea vorzuschieben (Vorsicht: Gefahr der Tracheaperforation!).

● **Blockerspritze:**
  – Muss zusammen mit dem anderen Material zur Intubation vorbereitet werden und sofort griffbereit sein: Nach erfolgter Intubation wird sie umgehend zum Blocken des Cuffs mit Luft benötigt: Der aufgeblasene Cuff legt sich von innen der Trachealwand an, dichtet die Trachea nach unten gegen Blut und Erbrochenes ab und verhindert ein Entweichen der Inspirationsluft am Tubus vorbei nach oben. Bei Cuffleitungen ohne Ventil kann die Zuleitung nach Aufblasen des Cuffs mit einer Klemme abgedichtet werden.

⚠ *Cave:* Zuleitung muss dicht sein – ein ungeblockter Tubus bietet keinen sicheren Aspirationsschutz!

⚠ *Tipp:* Meist genügen wenige Milliliter Luft zum vollständigen Abdichten des Cuffs in der Trachea – bei zu prallem Kontrollballon besteht die Gefahr der Druckschädigung der Schleimhaut! Die Blockung sollte nach Druck (nicht über 20 cmH$_2$O) und nicht nach Volumen gesteuert werden!

● **Beißschutz:**
  – Idealer Beißschutz ist ein Guedel-Tubus (s. S. 42), sonst ein fingerdicker, relativ weicher Gummikeil. Verhindert das Zubeißen bei einliegendem Tubus und damit die Gefahr der Beschädigung von Lippen, Zunge und Tubus bis hin zum Durchbeißen oder Zusammendrücken des Tubus!

● Gleitmittel.

● Schere und geeignetes Material zur Tubusfixierung (z. B. Pflaster, Mullbinde).

● Gerät zum Nachweis von CO$_2$ in der Ausatemluft.

■ Kontrolle des Instrumentariums

Generell gilt: Dort wo ein Notfallkoffer steht und zum Einsatz kommen kann, sollte mindestens wöchentlich das Material auf Vollständigkeit, Sauberkeit und Funktionsfähigkeit überprüft werden. Nur so ist im Notfall ein zügiges und sicheres Arbeiten möglich! Aber auch ein „gut geführter" Notfallkoffer ersetzt nicht die Prüfung des Zubehörs kurz vor dem Einsatz (Licht am Laryngoskop, Absaugpumpe, Beatmungsgerät)!

2

■ Vorbereitung des Instrumentariums

- Funktionstüchtige Absaugeinrichtung/Absaugkatheter bereitstellen.
- Laryngoskop überprüfen: einwandfreie Beleuchtung (Birne fest, Batterien, Kontakte), Sauberkeit, keine Unebenheiten oder Widerhaken am Spatel.
- Spatelgröße wählen.
- Endotrachealtuben in richtiger Größe auswählen:
  - Mehrere Tuben gleicher/ähnlicher Größe, sterile Verpackung, dichtes Blocksystem.
  - Cuff mit Blockerspritze aufblasen und auf Dichtigkeit überprüfen, Kontrollballon muss sich ebenfalls füllen!
- Führungsstab prüfen: Gummimantel darf nicht beschädigt sein (Verletzungsgefahr!), gerade Führungsachse (nicht „Korkenzieher"!).
- Etwas Gleitmittel (Silikonspray, Xylocainspray, notfalls Kochsalzlösung) in den Tubus spritzen und Führungsstab in den Tubus einführen und einige Male hin- und herbewegen.
- Konnektor prüfen: fester Sitz am Tubus, keine Risse.
- Stethoskop für die Lagekontrolle bereitlegen.
- **Präoxygenierung**: Der Patient liegt auf dem Rücken und wird kontrolliert mit der Maske und möglichst reinem Sauerstoff beatmet (Sauerstoffreserve für Intubationsvorgang!). Spatel- und Tubusgröße sind ausgewählt, Mundhöhle des Patienten ist auf Fremdkörper/Erbrochenes untersucht (gegebenenfalls Entfernung z. B. mit Magill-Zange für Zähne, Zahnprothesen u. a.). Beatmungsbeutel und -maske weiterhin in Reichweite lassen!

■ Technik der Intubation (s. Abb. 102 bis Abb. 109)

- Kopf auf Kopfpolster/Kopfring lagern (**verbesserte Jackson-Position, „Schnüffelstellung"**): Der Kopf liegt erhöht und ist im Atlanto-Occipital-Gelenk gestreckt (nicht überstreckt). Unterkiefer und Zungengrund sind angehoben. In dieser Position liegen Mundhöhle, Rachen, Kehlkopf und Trachea nahezu in einer Achse und können bei der Intubation direkt eingesehen werden.
- Mund mit der rechten Hand öffnen (gilt auch für Linkshänder!): Rechter Zeigefinger zieht den Oberkiefer rechts auf Höhe des 1. Backenzahns stirnwärts, rechter Mittelfinger schiebt von außen den Unterkiefer nach unten. (Auf diese Weise wird der Blick in die Mundhöhle nicht durch die Finger behindert wie beim „Kreuzgriff".)
- Handgriff des Laryngoskops mit der linken Hand möglichst nah am Spatel greifen (bessere Führung!) und am rechten Mundwinkel in die Mundhöhle einführen.

2

- ❗ *Cave:* Nicht Ober- und Unterlippe zwischen Zähnen und Laryngoskop einklemmen!
- Mit dem Steg des Spatels die Zunge nach links abdrängen (schafft freien Blick in die Mundhöhle).
- Spatel vorsichtig weiter am Zungengrund entlang bis in die Spalte zwischen Zungengrund und Epiglottis (epiglottische Umschlagfalte) vorschieben: Der Zungengrund liegt jetzt auf der Spatelspitze, die Epiglottis kommt unter der Spatelspitze zum Vorschein („hängt" unter der Spatelspitze).
- Stimmritze durch Zug am Spatel in Richtung der verlängerten Achse des Handgriffs einstellen.
- Auf keinen Fall darf der Spatel über die Oberkieferzahnreihe gehebelt werden (extreme Verletzungsgefahr!)!
- Bei freier Sicht auf die Stimmritze Tubus in die rechte Hand nehmen (besser: in die rechte Hand anreichen lassen, ohne den Blick vom Kehlkopfeingang abzuwenden), im rechten Mundwinkel einführen und unter Sicht bis durch die Stimmritze vorschieben, bis der Cuff vollständig hinter der Stimmritze verschwunden ist.
- Mit der rechten Hand den Tubus auf Höhe der Zahnreihe immer in seiner Position festhalten und am Kopf des Patienten abstützen (ganz wichtig: verhindert das Hinein- oder Herausrutschen des Tubus während der weiteren Maßnahmen).
  ❗ *Cave:* Der Tubus ist schneller draußen als man denkt!
- Führungsstab entfernen (Vorsicht: geht oft nur mit Widerstand!).
- Laryngoskop entfernen, dazu den Spatel entlang der Krümmung des Zungengrundes aus dem Mund führen; nicht schnell und ruckartig herausziehen → Verletzungsgefahr!
- Beatmungsbeutel am Konnektor auf den Tubus aufsetzen und vorsichtig beatmen!
- Cuff mit der Blockerspritze gerade so weit aufblasen, dass beim Beatmen keine Luft seitlich am Tubus aus der Trachea entweichen kann (kein Atemnebengeräusch mehr!).
- **Tubuslage** mit Stethoskop während der Beutelbeatmung überprüfen:
  - Über dem Magen (Fehlintubation?).
  - Über beiden Lungenspitzen (gleichseitiges Atemgeräusch?).
  - Seitlich am Thorax beidseits.
  - Beatmungsgeräusche über der Lunge müssen klar, deutlich und seitengleich zu hören sein. Der Thorax muss sich seitengleich heben!
- ❗ *Cave:* Umgebungsgeräusche am Notfallort machen das Auskultieren der Beatmungsgeräusche zur schwierigen Aufgabe! Im Rettungsdienst gehören daher heute verschiedene Hilfsmittel (exspiratorische CO_2-Messung, semiquantitative CO_2-Anzeigen, „Tubus

assist device") zum Standard. Ohne diese Hilfsmittel gilt: Tubuslage häufig überprüfen! Patienten beobachten (Hautfarbe etc.)!

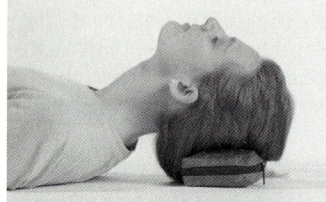

Abb. 102   Durchführung der Intubation: den unterpolsterten, leicht überstreckten Kopf in der verbesserten JACKSON-Position lagern.

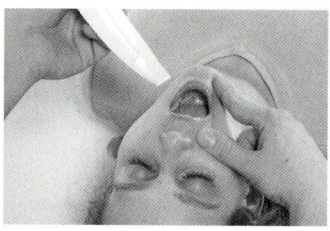

Abb. 103   Mit Daumen und Zeigefinger der rechten Hand den Mund öffnen (verschiedene Techniken) und Ober- und Unterlippe weghalten.

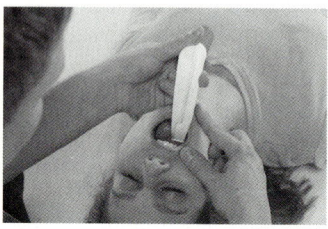

Abb. 104   Den Spatel in den rechten Mundwinkel einführen.

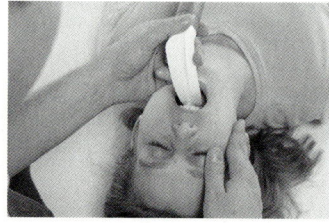

Abb. 105   Beim Vorschieben des Spatels die Zunge vorsichtig nach links aus dem Blickfeld drängen.

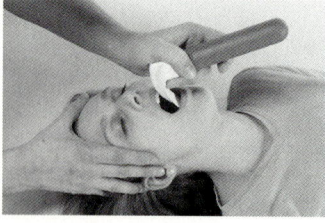

Abb. 106   Nach Erreichen der Epiglottis mit dem Spatel in Richtung des Griffs ziehen. Dabei den Unterarm strecken und mit dem Daumenballen den Zug am Spatel regulieren.

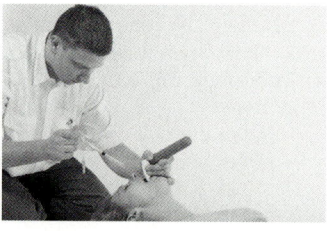

Abb. 107   Dann den Tubus unter Sicht in die Trachea einführen. Dabei die Stimmritze mit beiden Augen erkennen (dreidimensionales Bild!). Möglichst entspannte Körperhaltung!

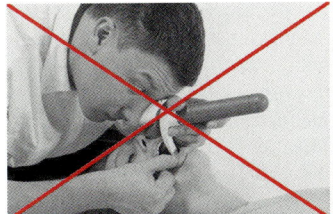

Abb. 108   So nicht! Der Helfer kniet, ist zu nah am Patientenkopf und sieht die Stimmritze nur mit einem Auge. Außerdem sehr anstrengend!

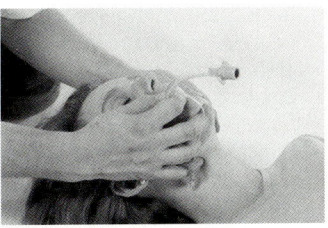

Abb. 109   Nach dem Einführen des Tubus die rechte Hand nicht vom Tubus wegnehmen. Tubus festhalten und immer am Unterkiefer abstützen!

- **Tubus fixieren** (am besten zusammen mit Beißschutz, z. B. Guedel-Tubus) mit Pflaster oder Mullbinde, so dass er nicht aus seiner Lage verrutschen kann. Aber: Sowohl Pflasterverband (v. a. bei feuchter Haut) als auch Mullbinde sind in dieser Hinsicht nicht optimal
  ❗ *Cave:* Ein liegender Tubus ist niemals „sicher", besonders nicht bei Rettungs- und Transportmaßnahmen (immer zusätzlich Tubus mit der Hand am Kopf fixieren)!
- Bei Verwendung eines Guedel-Tubus als Beißschutz darauf achten, dass dessen Öffnung nicht durch Pflaster, Verband etc. verschlossen wird: Die Öffnung gibt Hinweis auf Erbrochenes, Blut, etc. und gibt Möglichkeit zum Absaugen!

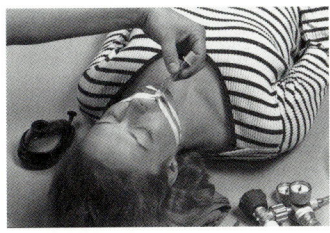

Abb. 110   Tubusfixierung mit Pflaster. Den Tubus in zwei Reihen direkt an der Zahnreihe mit Pflaster umwickeln und am Guedeltubus und an der Wange befestigen.

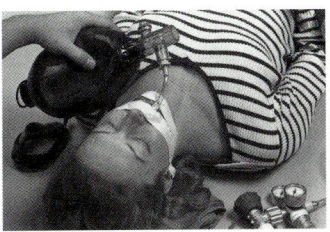

Abb. 111   Zum Schluss die Fixierung noch mit breiten Pflasterstreifen sichern (Mund und Guedeltubus nicht zukleben, sonst ist Blut oder Erbrochenes im Mund nicht zu erkennen!).

2

- Nach Tubusfixierung und nach jeder Patientenumlagerung ist eine erneute Auskultation und Überprüfung der Tubustiefe (Skalierung „Zahnreihe", seitengleiche Belüftung) unumgänglich!
- Erst jetzt mit der rechten Hand den Tubus loslassen!
- ❗ *Tipp:* Die rechte Hand soll am eingeführten Tubus „kleben", damit er keinen Millimeter aus seiner Position verrutscht, bis die Blockung und Auskultation erfolgt sind und der Tubus sachgerecht fixiert ist!
- ❗ *Cave:* Nach erfolgreicher Intubation kann schon ein „kleines Verrutschen" des Tubus aus seiner Position eine respiratorische Katastrophe bedeuten, wenn er aus der Trachea gezogen wird! Ein erneuter Intubationsversuch kostet Zeit, Nerven und findet unter viel ungünstigeren Bedingungen statt (Blutung, Schleimhautschwellung, weniger Sauerstoffreserve des Patienten)!

■ Probleme bei der Intubation
- **Fehlintubation in den Ösophagus:**
  - Sofort entblocken, extubieren und nach Zwischenbeatmung mit Maske (reiner Sauerstoff!) Reintubation („Neues Spiel, neues Glück").
  - Alternative, falls Oxygenierung ausreicht: Tubus geblockt im Ösophagus belassen (evtl. Aspirationsschutz), erneuter Intubationsversuch (diesmal richtig!).
- **Einseitige Intubation:**
  - Meist rechts wegen des steileren Abgangs des rechten Hauptbronchus: Bei Auskultation kein Atemgeräusch links, oft auch kein Atemgeräusch über rechter Lungenspitze, sondern Atemgeräusch nur rechts unter der Achselhöhle.
  - Tubus entblocken und unter Auskultation zurückziehen, bis Beatmungsgeräusch seitengleich ist, dann erneut blocken.
- **Langdauernder Intubationsversuch:**
  - Intubationsversuch rechtzeitig (vor Auftreten einer weiteren Hypoxie) abbrechen.
  - Maskenbeatmung des Patienten mit reinem Sauerstoff (auf Kopfüberstreckung und Esmarch-Handgriff achten!).
  - Schnell Ursache klären: Lagerung? → Lagerung optimieren, Blut/Fremdkörper/Erbrochenes im Blickfeld? → Entfernen durch Absaugen, Auswischen oder Austasten), Kraftproblem? → Haltung optimieren, erfahrenen Helfer holen.
  - Erneuter Intubationsversuch nach optimierter Lagerung, möglichst durch erfahrenen Kollegen.
  - Um Kräfte zu sparen evtl. Zwischenbeatmung per Maske delegieren.

- Tubus evtl. durch Fremdkörper, Blut oder eine Cuff-Hernie verlegt: im Zweifelsfall Absaugkatheter durchschieben.
- Cuff kann im Rahmen der schwierigen Intubation kaputt sein → kein sicherer Aspirationsschutz; erneut intubieren.
- ❗ *Cave:* Der Patient braucht Sauerstoff und nicht (notwendigerweise) den Tubus! Patienten sterben nicht, weil sie nicht intubiert werden können, sondern weil man nicht aufhören kann, sie zu intubieren!

2

2.4   Die Larynxmaske (LaMa)

Die Larynxmaske (LaMa/LMA) hat sich in den letzten Jahren zu einer Standardbeatmungsmethode entwickelt. Sie wird inzwischen in allen Richtlinien zum notfallmäßigen Atemwegsmanagement aufgeführt. Mit etwas Übung in der Anwendung hat man mit der LaMa ein weiteres Hilfsmittel an der Hand, wenn Schwierigkeiten bei der Beatmung eines Patienten auftreten.

❗ *Cave:* Wichtig ist zu wissen:
  – Die Larynxmaske bietet keinen Schutz vor Aspiration!
  – Die Handhabung erfordert etwas Übung!
  – Man muss die richtige Größe auswählen!

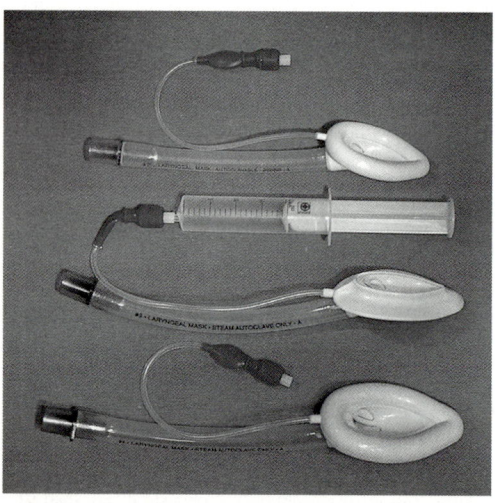

Abb. 112   Die Larynxmaske: Der untere Teil soll über dem Kehlkopf liegen. Der Wulst ist über das Ventil aufblasbar. Der tubusartige Teil dient zur Einführung in den Mund und zum Anschluss des Beatmungsbeutels.

■ Platzierung der Larynxmaske

Wichtig ist zunächst, die richtige Größe auszuwählen. Im Zweifel sollte man die größere LaMa wählen (Tab. 5).

Für Jugendliche und Kinder gibt es ebenso entsprechende LaMa. Hier ist die Beatmung aber oft nicht so problematisch.

Tabelle 5 Larynxmasken-Größen

LaMa Gr. 5	Großer Kopf, langer Hals
LaMa Gr. 4	Männer, große Frauen
LaMa Gr. 3	Frauen, kleiner Kopf und Mund

2

■ Vorbereitung

- Nach Möglichkeit sollte der Patient wie zu einer Intubation vorbereitet werden (Präoxygenierung, Entfernen von Zahnersatz, Bewusstlosigkeit).
- Der wulstförmige Cuff der LaMa muss überprüft und dann entleert werden.
- Die Rückseite der LaMa sollte gut mit einem Gleitmittel bestrichen werden.

  ! *Cave:* Niemals Gleitgel auf der offenen Vorderseite auftragen. Gefahr des Laryngospasmus und Verlegung der Atemwege!

■ Einführen der Larynxmaske

- Jetzt wird der Kopf des Patienten überstreckt.
- Ein Helfer kann mittels Esmarch-Handgriff gleichzeitig den Mund des Patienten öffnen.
- Die Maske wird dann direkt hinter der oberen Zahnreihe des Patienten angesetzt und Richtung Schädeldecke am harten Gaumen entlanggeführt.

  ! *Tipp:* In dieser Position kann man die Maske kurz etwas hin- und herbewegen, um das Gleitmittel optimal an Gaumen und Maske zu verteilen.

- Wichtig ist jetzt, dass die Maske weiterhin in Richtung Schädeldecke geschoben wird. Wenn man versucht, die LaMa dahin zu schieben, wo sie hin soll, wird sie oft zu weit nach vorn kommen und sich am Kehldeckel verhaken. Man soll die LaMa also „mental direkt hinter die Augen schieben wollen". Dann hat sie den richtigen Anpressdruck nach hinten und gleitet oft ohne Probleme in die richtige Position. Sollte es an der Rachenhinterwand einen Widerstand geben, kann man die LaMa etwas drehen und zunächst schräg einführen.
- Ist die Endposition erreicht (federnder Widerstand), **lässt man die LaMa los** und füllt den Cuff mit der richtigen Luftmenge (variiert nach Größe der LaMa). Beim Füllen schiebt sich die LaMa ein klein wenig aus dem Mund heraus. Dies zeigt meist den perfekten Sitz der Maske an.

■ Beatmung mit der Larynxmaske

- Die LaMa kann nun mit oder ohne Beißschutz (beidseitige Mull-binde, kleiner Guedeltubus) mit Pflasterstreifen fixiert werden.
- Die ersten Beatmungshübe sollten vorsichtig durchgeführt wer-den, um zu überprüfen, ob der Atemwegswiderstand nicht zu hoch ist.

2

! *Cave:* Die LaMa bietet keinen Aspirationsschutz! Bei zu hohen Atemwegsdrücken gelangt also Luft in den Magen und kann diesen aufblähen. Die LaMa sollte bei Notfallpatienten also nur dann ein-gesetzt werden, wenn eine Sicherung der Atemwege durch Intuba-tion nicht möglich ist.

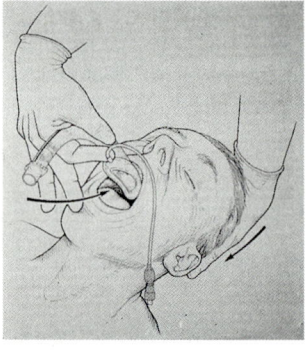 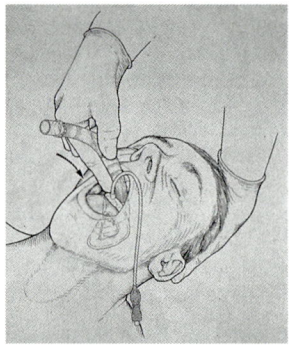

Abb. 113　Platzierung der Larynxmaske.

a Kopf überstrecken, Mund öff-nen (bei Bedarf durch Hilfs-person mittels Esmarch), LaMa wie einen Bleistift halten und hinter der Zahnreihe flach ein-führen und an den Gaumen drücken.

b LaMa weiterhin nach oben, „hinter die Augen" des Patienten schieben. Nicht nach unten schieben wollen. Evtl. etwas drehen.

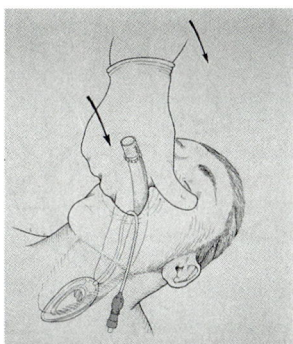
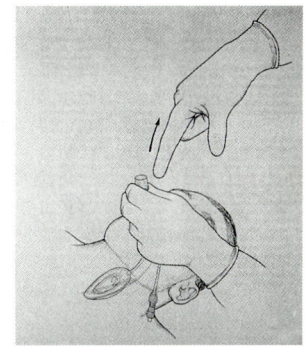

2

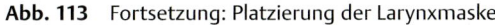

Abb. 113 Fortsetzung: Platzierung der Larynxmaske.

c Wenn die LaMa an der Rachenhinterwand vorbei ist, lässt sie sich meist gut in ihre endgültige tiefe Position schieben (federnder Widerstand).

d Jetzt die LaMa mit der anderen Hand festhalten und die „schiebende Hand" aus dem Mund entfernen.

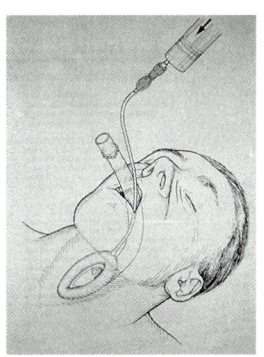

e Die LaMa jetzt ganz loslassen und langsam mit der entsprechenden Menge Luft füllen (am besten orientiert man sich am Druck im Ballon). Bei Undichtigkeit führt – im Gegensatz zum Tubus – oft ein Ablassen von Luft zum Erfolg!

(Abbildungen mit freundlicher Genehmigung der LMA Vertriebs GmbH)

2.5 Der Combitubus (CT)

Der Combitubus (Fa. Tyco-Kendall) ist ein Instrument zur Beatmung in Notfallsituationen, in denen eine endotracheale Intubation angezeigt, aber nicht möglich ist. Der CT findet sich inzwischen in zahlreichen Algorithmen und Empfehlungen zum Management von schwierigen Atemwegen. Durch seinen Doppellumenaufbau kann mit ihm sowohl in ösophagealer (> 90 %) als auch in trachealer Lage beatmet werden. Kommt der CT zufällig in die tracheale Lage, entspricht er in seiner Anwendung einem normalen Endotrachealtubus. Aber selbst in der ösophagealen Lage bietet der CT einen gewissen Aspirationsschutz. Die Aspirationsgefahr ist deutlich geringer als mit der Larynxmaske oder der normalen Gesichtsmaske.

❗ *Cave:*
  – Den Combitubus gibt es nicht für Kinder (Körpergröße < 120 cm).
  – Der Combitubus kann auch in schwierigen Situationen (Schädel-Gesichts-Trauma, räumliche Enge z. B. eingeklemmter Patient) eingesetzt werden, weil er „blind" vorgeschoben werden kann.
  – Kann auch bei stark veränderten anatomischen Bedingungen noch zum Erfolg führen. Allerdings kann er auch zu Verletzungen im Rachen und Ösophagus führen.
  – Die Anwendung erfordert regelmäßige Übung im Umgang, zumindest am Phantom.

■ Vorbereitung
● Der Patient sollte gleich vorbereitet werden wie zur Intubation (möglichst Präoxygenierung, Entfernen von Prothesen oder Fremdkörpern aus dem Mund und Rachen, Bewusstlosigkeit).

Abb. 114 Combitube.
a Der Combitubus besteht aus einem kompletten Set inklusive der beiden benötigten Spritzen zum Blocken der Ballone. Es empfiehlt sich, den CT vor dem Einführen mindestens 20 sec zu biegen, er folgt dann besser der anatomischen Struktur.
b Kopf überstrecken, mit dem Daumen den Unterkiefer mit der Zunge nach oben ziehen, CT entlang der Zunge (!) vorsichtig einführen. Evtl etwas hin- und herbewegen. Bei Bedarf Laryngoskop verwenden. Weitere Tipps im Text.
c Nach Erreichen der richtigen Position zuerst den großen Ballon blocken, dann den kleinen (Aspirationsschutz). Liegt der CT jetzt im Ösophagus (typisch), oder in der Trachea (Glück!)? ▶

2

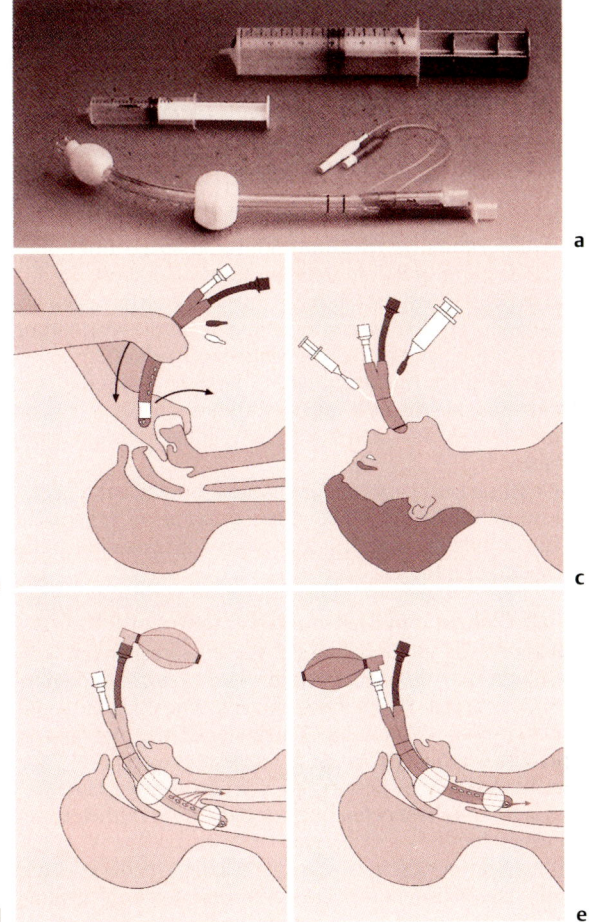

d Zuerst wird über das lange blaue Ende beatmet (Die Luft kommt zu den seitlichen Löchern heraus). Ist CO_2 nachweisbar, liegt der CT wie erwartet ösophageal. Weiter vorsichtig über das lange Ende beatmen. Tipp: Über das kurze Ende kann und soll der Magen abgesaugt werden.

e Falls Technik in d) nicht funktioniert, vorsichtige Beatmung über das kurze Ende (normale Öffnung wie ein Endotrachealtubus). Kommt jetzt CO_2 zurück, liegt der CT zufällig in der Trachea. Es kann jetzt wie üblich beatmet werden. Der große Ballon sollte dennoch zur besseren Fixierung des CT zunächst geblockt bleiben.

(Mit freundlicher Genehmigung der Firma Tyco Health Care)

2

- Der CT sollte in der passenden Größe gewählt werden, s. Tab. 6.
- Der CT sollte vor dem Einführen möglichst 20 Sekunden zwischen den Ballons umgebogen werden, damit er eher der anatomischen Form entspricht und leichter vorgeschoben werden kann.
- Wenn genügend Zeit vorhanden ist: Ballons auf Dichtigkeit überprüfen. Mit dem entsprechenden Volumen füllen und schauen, ob sich die Ballons entleeren. Evtl. etwas draufdrücken.

■ Einführen

- Der Mund des Patienten wird mit der Hand so geöffnet, dass gleichzeitig die Zunge mit dem Daumen angehoben wird.
- Dann wird der Tubus entlang der Zunge in einer kreisförmigen Bewegung eingeführt und so weit vorgeschoben, bis die Markierung in Höhe der Zahnreihe liegt. Gewalt sollte dabei keinesfalls angewendet werden. Beim Auftreten von Widerstand sollte die Lage korrigiert werden: Genau die Mitte des Rachens identifizieren und den CT mit leichten Vor- und Zurückbewegungen (schaukelnd) neu platzieren.
- ❗ *Cave:* Im Gegensatz zur LaMa, die am harten Gaumen entlang eingeführt werden soll, darf dies mit dem Combitube nicht gemacht werden. Die Benutzung eines Laryngoskops zum Erleichtern des Einführens wird empfohlen.

■ Blocken der Ballons und Beatmung mit dem Combitubus

- Jetzt wird zuerst der große Ballon mit der entsprechenden Luftmenge gefüllt, danach der kleinere. Dann wird zuerst über das lange blaue Ende beatmet. Sind dann Atemgeräusche über der Lunge hörbar, oder kommt CO_2 aus dem CT, liegt der CT wie meistens im Ösophagus. Die Beatmung kann dann fortgesetzt werden.
- Sind keine Atemgeräusche hörbar und kein CO_2 nachweisbar, wird über den kürzeren Schenkel beatmet, da der CT vermutlich in der Trachea liegt (selten).
- ❗ *Cave:* Falls die Beatmung schwer geht, kann es notwendig sein, den CT 1 – 3 cm zurückzuziehen (Verlegung des Kehlkopfeingangs durch den Ballon).

Tabelle 6 Combituben

Größe bis 180 cm	Combitube 37 F SA	Ballon 1: 40 – 85 ml Luft Ballon 2: 5 – 12 ml Luft
Größe über 180 cm	Combitube 41 F	Ballon 1: 40 – 100 ml Luft Ballon 2: 5 – 15 ml Luft

2.6 Not-Koniotomie (Krikothyreotomie)

■ Indikationen und Grundlagen

Lässt sich eine endotracheale Intubation nicht schnell genug durchführen und versagen alle anderen Maßnahmen zur Beatmung (Maskenbeatmung, Larynxmaske, Combitubus), muss schnellstens ein chirurgischer Notfallzugang zu den Atemwegen geschaffen werden („Luftröhrenschnitt"). Dies ist oft auch bei Patienten der Fall, bei denen ein ausgedehntes Gesichtstrauma oder eine Blutung aus dem Rachen oder Kehlkopf besteht.

Die Koniotomie ist eine chirurgische Eröffnung der oberen Trachea zwischen dem Schildknorpel („Adamsapfel") und dem darunter liegenden Ringknorpel. Sie ist eine Maßnahme, die nur im äußersten Notfall anzuwenden ist und zur Reduktion von Komplikationen nur mit speziellen Koniotomie-Sets durchgeführt werden sollte (z.B. Quick-Trach der Fa. Dahlhausen und Nu-Trake der Fa. Portex).

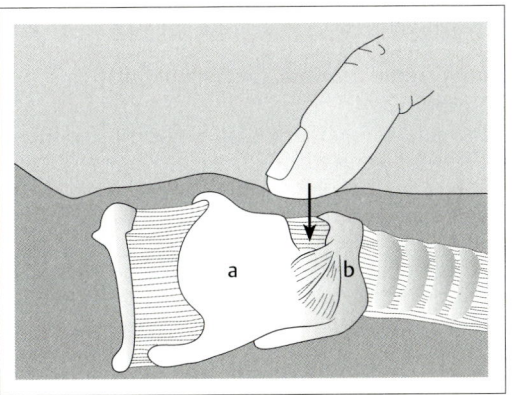

Abb. 115 Anatomie der Trachea: zwischen Schildknorpel (a) („Adamsapfel") und dem darunter liegenden Ringknorpel (b) ist die Punktionsstelle für die Koniotomie.
(Aus KRIER/GEORGI, Airway Management)

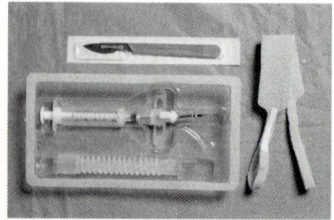

Abb. 116   Koniotomie-Set.

2

⊞ *Cave:* Meist hat derjenige, der eine Koniotomie vornimmt, wenig praktische Erfahrung damit!

Günstige Bedingungen für das Gelingen einer Notfallkoniotomie bestehen bei einem Patienten mit schlankem Hals und gut zu tastenden Strukturen: Schildknorpel („Adamsapfel") und Ringknorpel mit dazwischenliegender Vertiefung (= Ligamentum conicum) müssen zweifelsfrei getastet werden. Es ist entscheidend, sich durch festes Tasten der Strukturen ein klares Bild von der Lage des Ligamentes zu machen.

⊞ *Cave:* Bei der Notfallkoniotomie gilt: Kein „Blindflug" in die Trachea – oder an ihr vorbei!

■ **Technik der Koniotomie (nur mit speziellem Set!) (s. Abb. 117 bis Abb. 123)**

- Schulter des Patienten unterpolstern, Kopf möglichst stark überstrecken (Vorsicht: HWS-Verletzung?).
- Schildknorpel („Adamsapfel"), Ringknorpel und die dazwischenliegende Mulde, das Ligamentum conicum (ca. 1 cm hoch, 3 cm breit), tasten.
- Kehlkopf zwischen Daumen und Zeigefinger der einen Hand fest fixieren.
- Haut über Ring- und Schildknorpel in Längsrichtung mit Skalpell vorsichtig einschneiden (ca. 1,5 cm). Dies wird sehr empfohlen, da es den Widerstand beim weiteren Vorgehen stark reduziert.
- Dann mit dem Stahlmandrin des Koniotomie-Sets senkrecht durch die Haut punktieren (aufgesetzte Spritze dient als Griff zum Einstechen!).

⊞ *Cave:* Wird hier zu tief eingestochen, kann leicht die weiche Hinterwand der Trachea durchstoßen werden. Massive Blutungen in Trachea und Mediastinum sind die Folge! Der zum Set gehörende „Stopper" verhindert, dass zu tief eingestochen wird.

- Nach dem Einstechen wird der Winkel auf ca. 60° abgeflacht und die Kanüle bis zum Stopper vorgeschoben.

❗ Cave: Blutungen oder ein vorfallender Gewebsfetzen können die Öffnung blockieren!

- Wenn man jetzt in der Spritze Luft aspirieren kann, liegt die Nadelspitze in der Trachea.
- Der Stopper wird anschließend entfernt und nur die Plastikkanüle entlang der Nadel weiter in der Trachea vorgeschoben.

❗ Cave: Nicht die Nadel weiter vorschieben!

- Zum Schluss wird die Kanüle mit dem Schaumgummiband befestigt.
- Der Verlängerungsschlauch wird auf die Kanüle aufgesteckt und mit Beatmungsbeutel oder Beatmungsgerät verbunden. Unbedingt Atemgeräusch auskultieren!

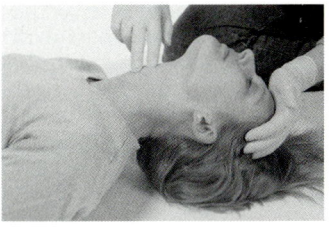

Abb. 117 Koniotomie. Den Kopf stark überstreckt lagern (z. B. Kissen unter Schultern), Schild- und Ringknorpel fest tasten.

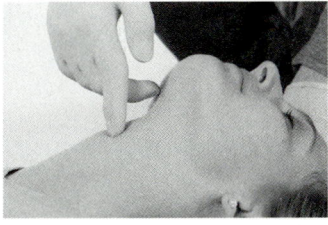

Abb. 118 Zwischen Ring- und Schildknorpel eine Mulde (das Ligamentum conicum) tasten. Dies ist die richtige Punktionsstelle!

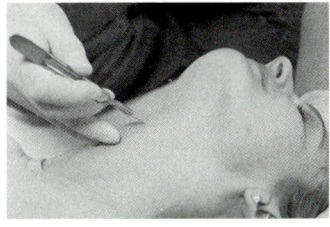

Abb. 119 Über dem Ligamentum conicum die Haut in Längsrichtung durchschneiden (ca. 1–2 cm; senkt den Widerstand der anschließenden Punktion!).

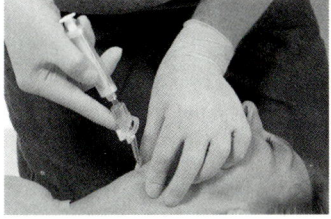

Abb. 120 Den Kehlkopf mit den Fingern fest fixieren! Dann die Kanüle mit der Stahlnadel senkrecht zur Haut aufsetzen und vorsichtig in dieser Richtung durch die Weichteile in die Trachea vorschieben.

2

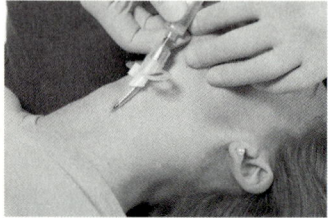

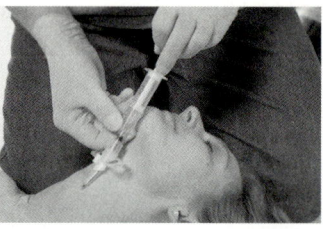

Abb. 121   Dann die Kanüle auf ca. 60° abflachen und bis zum Stopper weiterschieben (muss leicht gehen!).

Abb. 122   Jetzt mit der Spritze aspirieren. Wenn Luft kommt, ist alles richtig!

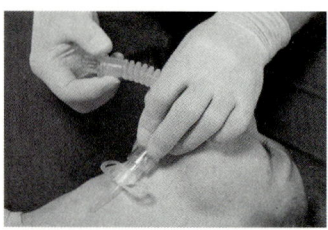

(Anm.: Nur weil sich das Model „zierte", konnten wir die Koniotomie nur angedeutet abbilden. Trotzdem Dank an das Model für den Mut.)

Abb. 123   Endposition der Kanüle: Der Stopper und die Metallkanüle sind entfernt, die Plastikkanüle ist in die Trachea vorgeschoben und kann fixiert werden. Mit Anschluss des Verlängerungsschlauches ist die Beatmung möglich.

■ Komplikationen (in 30–40% der Fälle)

Die Koniotomie hat eine sehr hohe Komplikationsrate und sollte deshalb nur in schweren Fällen durchgeführt werden, wenn das Beatmungsproblem oberhalb des Cricoids liegt. (Eine bronchiale Atemwegsverlegung wird durch eine Koniotomie nicht verbessert!)

- Verfehlen der Trachea (keine Luftaspiration mit der Spritze möglich!).
- Blutung aus Halsweichteilen (meist Schilddrüsengefäße) oder Strukturen der Trachea (macht die Sicht unmöglich!).
- Perforation der Trachealhinterwand mit Blutung und Ösophagusverletzung.
- Knorpelverletzungen, Stimmbandverletzungen.
- Spätkomplikation: Trachealstenose (muss häufig operativ behandelt werden).

2.7 Notfallzugang zur Trachea ohne Koniotomie-Set: Nadelkoniotomie

2

■ Indikationen und Grundlagen

Bei fehlendem Koniotomie-Set oder fehlender Erfahrung mit der chirurgischen Koniotomie, außerdem bei Kindern unter 10 Jahren, kommt zur Sicherung eines Atemwegszugangs die sog. „Nadelkoniotomie" in Frage. Hierbei werden Haut und Ligamentum conicum nicht mit einem Skalpell scharf durchtrennt, sondern mit einer normalen 14 G (orange) Venenpunktionskanüle (z. B. Braunüle) durchstochen.

⚠ *Cave:* Nicht mit der Nadel unter großem Druck „bohren": Warnung vor Durchstoßen der Trachealhinterwand gerade bei Kindern (Durchmesser der Trachea bei einem 5-jährigen Kind: knapp 1 cm!)!

■ Technik der Nadelkoniotomie
- Kehlkopf zwischen Daumen und Zeigefinger einer Hand fixieren.
- Trachea mit der Kanüle mit aufgesetzter Kochsalz-Spritze unterhalb des Kehlkopfes vorne und 45° nach unten („weg von den Stimmbändern") punktieren.
- Über die Kochsalz-Spritze unbedingt Luft aspirieren.
- Stahlmandrin unter Vorschieben der Kunststoffkanüle entfernen.
- Beatmungsbeutel konnektieren: Hierzu wird der Konus eines Tubus mit dem Innendurchmesser 3 mm auf die Kunststoffkanüle aufgesetzt oder der Konus eines Tubus mit ID 7,5 mm über eine 2 ml-Spritze als „Brücke" mit der Kanüle verbunden.
  ⚠ *Cave:* Warnung vor Abknicken oder Diskonnektion der 14 G-Kanüle!
- Vorsichtig über Beutel mit hoher Frequenz und kleinen Volumina beatmen und Kanüle vorsichtig fixieren.

■ Komplikationen
Die Komplikationsrate dieses Verfahrens (10 – 40 % der Fälle) scheint etwas geringer als bei der chirurgischen Koniotomie (30 – 40 %). Typische Komplikationen:
- Falsche Punktion außerhalb der Mittellinie.
- Punktion der Trachealhinterwand mit Blutung und Ösophagusverletzung (schlechte Führung der Nadel beim Punktieren der unterschiedlich dicken Strukturen).
- Nach erfolgreicher Punktion: Verletzung der Lunge durch zu hohen Beatmungsdruck (Barotrauma) und Pneumothorax!

2.8 Notfallmedikamente

2

■ Hinweise

Es sollen hier bewusst nur die wichtigsten Notfallmedikamente zur Reanimation dargestellt werden. Hinweise zu Anwendung und Dosierung gelten nur für Reanimationsbedingungen. Die Zusammenstellung ist natürlich unvollständig und sollte kein falsches Sicherheitsgefühl aufkommen lassen!

- Die Basismaßnahmen der Reanimation dürfen durch die Medikamentenvorbereitung und -gabe nicht vernachlässigt werden. Medikamente haben im Reanimationsfall nur unterstützende Funktion!
- Medikamente, die am Notfallort eingesetzt werden, müssen dem, der sie einsetzt, in Wirkung, Dosierung und Nebenwirkung gut bekannt sein.
- Der Notfallort ist ein schlechter Platz für pharmakologische Versuche.
- Medikamente werden meist als Bolus gegeben und sollten bei der Reanimation immer mit 20 ml NaCl 0,9% oder einer laufenden Infusion eingespült werden.

■ Adrenalin (Suprarenin)

- 1 Ampulle = 1 ml = 1 mg.
- **Wirkung:** Stimulation der α-adrenergen und β_1-Rezeptoren, geringer auch β_2-Rezeptoren. Dadurch kommt es zu einem Blutdruckanstieg (Vasokonstriktion!), Kontraktilitässteigerung des Herzens, Steigerung des Herzzeitvolumens, Tachykardie und Bronchodilatation. Die Koronardurchblutung wird ebenfalls verbessert.

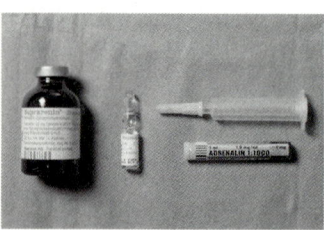

Abb. 124 Adrenalin in verschiedenen Ampullengrößen.

- **Indikation bei Reanimation:**
  - Asystolie und Pulslose Elektrische Aktivität (PEA): Mittel der ersten Wahl.
  - Kammerflimmern: nach den ersten drei Defibrillationen.
- **Dosis intravenös:** Bolus von 1 mg alle 3–5 min i. v. zwischen den Defibrillationen während der Basismaßnahmen, später auch 2–3 mg Boli.
- **Dosis endotracheal:** 2–3 mg verdünnt auf 10 ml NaCl 0,9 % durch den Tubus endotracheal.

2

■ **Atropin**
- 1 Ampulle = 1 ml = 0,5 mg.
- **Wirkung:** Durch die anticholinerge Wirkung kommt es zu einer Vagusdämpfung (Parasympathikolyse) und so zu einer Herzfrequenzsteigerung.
- **Indikationen/Dosierung bei Reanimation:**
  - Asystolie/Pulslose elektrische Aktivität. **Dosis intravenös:** 1 mg alle 3–5 min i. v. bis 3–4 mg Gesamtdosis (komplette Vagusblockade).
  - Bei Bradykardie/vagalen Reaktionen: Dosis intravenös: Meist sind geringere Dosen wirksam, vorsichtig titrieren.

■ **Lidocain (Xylocain) 2 %**
- 1 Ampulle = 5 ml = 100 mg.
- **Wirkung:** Als Antiarrhythmikum der Klasse 1 B (Verkürzung des Aktionspotentials) wird es zur Hemmung ventrikulärer Rhythmusstörungen (Extrasystolen, Kammertachykardie, -flimmern, -flattern) eingesetzt.
- **Indikationen/Dosierung bei Reanimation:**
  - Reanimation bei **Kammerflimmern/-flattern:**
    - Dosis intravenös: 1,5 mg/kg Körpergewicht (KG) Bolus, dann 1,5 mg/kg nach 3 bis 5 Minuten bis zu einer Gesamtdosis von 3 mg/kg KG; bei persistierendem Kammerflimmern 0,5 mg/kg alle 8–10 Minuten.
    - Dosis endotracheal: 3 mg/kg KG (verdünnt auf 10 ml NaCl 0,9 %).
    - **!** *Tipp:* Nach Wiederherstellung eines Kreislaufs ist zur Stabilisierung des Herzrhythmus eine kontinuierliche Infusion mit 2–4 mg/min möglich.
  - **Ventrikuläre Tachykardien:** Dosis intravenös: 1–1,5 mg/kg KG langsam.

■ Natriumbicarbonat 4,2 %

- 1 Flasche = 250 ml = 125 mval.
- Zur Pufferung einer metabolischen Azidose.
- Dosis intravenös: Bei Blindpufferung (ohne die Möglichkeit einer Blutgasanalyse) im Rahmen einer Reanimation erst nach ca. 15 – 20 Minuten Reanimationszeit oder bei bekanntem längeren Kreislaufstillstand vor Reanimationsbeginn: 1 ml/kg KG i. v., dann alle 10 Minuten 0,5 ml/kg KG.
- In der Klinik Dosierung nach Blutgasanalyse (Säure-Basen-Status).
- ⚠ *Cave:* Keine endobronchiale Gabe möglich!!
- ⚠ *Cave:* Natriumbicarbonat 8,4 % (1 Flasche = 100 ml = 100 mval) nur zentralvenös oder verdünnt anwenden (schädigt die peripheren Venen). Deshalb Natriumbicarbonat 4,2 % bevorzugen!

■ Sauerstoff (O_2)

- **Universalmedikament**, das immer eingesetzt werden soll (hat im Notfall keine Nebenwirkungen!).
- Eine Reanimation kann nur mit einer guten Oxygenierung des Blutes erfolgreich sein, und dazu ist als Allererstes Sauerstoff nötig. Das Myokard des Reanimationspatienten hat **Sauerstoffmangel**, die maximale Aufsättigung des zirkulierenden Blutes mit Sauerstoff ist daher überlebenswichtig.
- Alle Patienten im Schock haben eine **Minderperfusion** zahlreicher Gewebe mit entsprechendem Sauerstoffmangel, auch hier ist eine optimale Sauerstoffversorgung entscheidend.
- Jeder Notfallpatient sollte **möglichst schnell reinen Sauerstoff** bekommen. Dies ist schnell und einfach zu erreichen. Es schadet keinesfalls! Daher: Immer daran denken!
- ⚠ *Cave:* Auch bei einem Patienten mit chronischem Emphysem, der Zeichen der schwersten Atemnot mit Zyanose hat (Vitalgefährdung!), darf auf den rettenden Sauerstoff nicht verzichtet werden (obwohl der Atemantrieb bei diesen Patienten durch die Gewöhnung an ständig erhöhte CO_2-Spiegel allein vom O_2-Partialdruck abhängt). Gabe von 2 – 4 l/Min. Sauerstoff über Maske sinnvoll.
- ⚠ *Cave:* Wenn der Patient unter Sauerstoffgabe schlechter wird, ist nicht der Sauerstoff schuld!

■ **Neuere Medikamente, die einen zunehmenden Stellenwert bei der Reanimation erhalten:**

● **Vasopressin** (antidiuretisches Hormon: ADH):
  – Wirkung: In hohen Dosierungen Vasokonstriktion (greift nicht an Katecholaminrezeptoren an). Keine Hypertonie und Tachykardie nach Wiederherstellung des Kreislaufs.
  – Bislang ist kein besserer Effekt auf den Reanimationserfolg erwiesen. Vasopressin wird bislang nur für den Einsatz bei Kammerflimmern empfohlen, ist aber in Deutschland noch nicht zugelassen.
  – Dosierung: einmalig 40 U i.v.

● **Amiodaron** (Cordarex):
  – Klasse III-Antiarrhythmikum, α- und β-blockierende Eigenschaften.
  – Im Rahmen der Reanimation wird Amiodaron als Alternative zu Lidocain nach einer Defibrillation empfohlen.
  – Dosierung: einmalig 300 mg i.v.

2

2.9 Erweiterte Reanimationsmaßnahmen bei Erwachsenen (ACLS)

■ **Die erweiterten Reanimationsmaßnahmen umfassen**

- Fortführen der Basismaßnahmen der Reanimation (BLS) und Sauerstoffgabe.
- EKG-Monitoring/Defibrillation.
- Intubation.
- Intravenöser Zugang.
- Notfallmedikamente.

■ **Advanced cardiac life support (ACLS)- Ablauf-Schema**

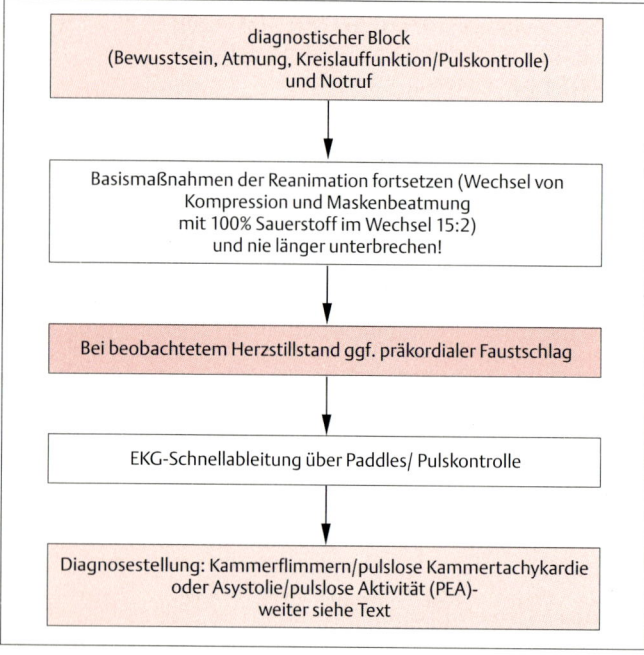

Abb. 125 ACLS-Ablauf-Schema.

Die EKG-Diagnose muss absolut sicher sein, weil daraus bedeutende Entscheidungen für die spezifische Therapie (Herzdruckmassage, Defibrillation, Medikamentengabe) abgeleitet werden. Eine fehlerhafte Diagnose lenkt in die völlig falsche Richtung und führt zu falschen und höchst gefährlichen Maßnahmen! Beispielsweise führt das Verkennen eines Eigenrhythmus als Kammerflimmern zur Behandlung mit Defibrillation, was in diesem Fall erst das Flimmern auslöst! Die Fehlinterpretation eines feinen Flimmerns als Asystolie führt zur Reanimation mit Herzdruckmassage ohne die entscheidende frühe Defibrillation! Daher gilt grundsätzlich:

- Funktion der Geräte prüfen.
- Umgang mit EKG-Gerät üben, wann immer es geht!
- Kabeldiskonnektion ausschließen. Immer Ersatz-EKG-Kabel bereithalten.
- Bei der EKG-Anzeige maximale Amplitude wählen.
- Unterschiedliche Ableitungen betrachten (Wahlschalter am Gerät). Bei EKG-Ableitung über Defibrillator-Paddles: Position beider Paddles vertauschen („Cross-check").
- Bewegungs-/Störeffekte sicher vermeiden.

■ Kammerflimmern/Pulslose Kammertachykardie

- **Vorher:** Sicherer Ausschluss von Eigenrhythmus, Asystolie.
- 🖪 *Cave:* Bei Kammerflimmern ist die Defibrillation die wichtigste therapeutische Maßnahme! Die Überlebenschance sinkt bei jeder Minute bis zur Defibrillation um 10%!
- EKG bleibt angeschlossen.
- Ausschluss von technischen Fehlern/Artefakten (z.B. lockeres EKG-Kabel) („Re-Check").
- Puls und Atmung kontrollieren.
- Basismaßnahmen der CPR fortsetzen.
- Wenn Defibrillator einsatzbereit ist: Kurze Pause der Basismaßnahmen.
- 1. Defibrillation 200 J. Rhythmuskontrolle im EKG nach jeder Defibrillation; die Paddles bleiben am Patienten in Position. Der Defi wird sofort wieder geladen (Zeitersparnis).
- Wenn erfolglos: 2. Defibrillation 200–300 J (sofort im Anschluss an die 1. Defibrillation).
- Wenn erfolglos: 3. Defibrillation 360 J (sofort anschließend).
- Wenn erfolglos: Basismaßnahmen der CPR fortsetzen (15:2), währenddessen: Maskenbeatmung mit 100% Sauerstoff, Intubation
- und i.v. Zugang (möglichst gleichzeitig durch Helfer).
- Adrenalin 1 mg i.v. und Rhythmuskontrolle (oder 2–3 mg in 10 ml NaCl 0,9% endotracheal, falls kein i.v. Zugang möglich ist).

- Wenn weiter Kammerflimmern/pulslose ventrikuläre Tachykardie besteht: Defibrillation 3 × 360 J (möglichst innerhalb von 30 – 60 Sekunden nach vorangegangener Adrenalingabe).
- Adrenalin 1 mg i. v. alle 3 – 5 Minuten.
- Jetzt an mögliche reversible Ursachen denken und diese ggf. therapieren:
  - Hypoxie → Beatmung optimieren.
  - Hypovolämie → Volumen geben.
  - Hyper-/Hypokaliämie → Ausgleich, wenn möglich.
  - Metabolische Störungen (Hypoglykämie, Azidose).
  - Drogenintoxikation/Medikamentenüberdosierung.
  - Hypothermie → Wiedererwärmung.
  - Spannungspneumothorax, Perikardtamponade.
  - Thrombotische/mechanische Obstruktion → Entlastung.
- Wiederholung der Adrenalingabe alle 3 Minuten und Defibrillation 360 J.
- Nach 3 Minuten: Puls, Atmung und Rhythmus kontrollieren.
- Zusätzlich und bei Erfolglosigkeit erwägen:
  - Gabe von Vasopressin 40 U i. v. einmalig.
  - Gabe von Natriumbicarbonat 4,2 % (125 – 250 ml über Infusion, dann weiter in Abhängigkeit von klinischer Situation und Blutgasanalyse).
  - Gabe von Antiarrhythmika: Einmalig Amiodaron 300 mg i. v. oder Lidocain 1,5 mg/kg KG i. v. (Wiederholung nach 3 – 5 Minuten).
  - Gabe von Magnesiumsulfat 1 – 2 g i. v.
- Reanimation je nach Befund fortführen oder beenden.

■ Asystolie/Pulslose Elektrische Aktivität (PEA)

- Vorher: Sicherer Ausschluss von Kammerflimmern und Pulsloser Kammertachykardie!
- EKG bleibt angeschlossen.
- Ausschluss von technischen Fehlern/Artefakten (z. B. lockeres EKG Kabel).
- Puls und Atmung kontrollieren.
- Basismaßnahmen der CPR fortsetzen (Kompression und Maskenbeatmung mit 100 % Sauerstoff im Verhältnis 15 : 2), währenddessen:
- Intubation und i. v. Zugang (ggf. gleichzeitig durch Helfer).
- Adrenalin 1 mg i. v. (oder 2 – 3 mg in 10 ml NaCl 0,9 % endotracheal falls kein i. v. Zugang möglich).
- Weiter mit 3 Minuten CPR, Rhythmusanalyse im EKG.
- Adrenalin 1 mg i. v. alle 3 – 5 Minuten.

- Jetzt an mögliche reversible Ursachen für Asystolie denken und diese ggf. therapieren:
  - Hypoxie → Beatmung optimieren.
  - Hypovolämie → Volumen geben.
  - Hyper-/Hypokaliämie → Ausgleich, wenn möglich.
  - Metabolische Störungen (Hypoglykämie, Azidose).
  - Drogenintoxikation/Medikamentenüberdosierung.
  - Hypothermie → Wiedererwärmung.
  - Spannungspneumothorax, Perikardtamponade.
  - Thrombotische/Mechanische Obstruktion → Entlastung.
- Zusätzlich und bei Erfolglosigkeit erwägen:
  - Einmalig 3 mg Atropin i.v. (= totale Vagusblockade beim Erwachsenen).
  - Gabe von Natriumbicarbonat 4,2 % (125 – 250 ml über Infusion, dann weiter in Abhängigkeit von klinischer Situation und Blutgasanalyse).
  - Einsatz eines externen Schrittmachers (transkutan, transvenös).
- Reanimation je nach Befund beenden oder fortführen.

2.10 Erweiterte Reanimationsmaßnahmen bei Kindern (PALS = Pediatric Advanced Life Support)

Siehe hierzu auch S. 58 (Kinder BLS)

■ Übersicht über die erweiterten Maßnahmen

! *Cave:* Die Sicherung der Atemwege und eine effektive Beatmung mit Sauerstoff stehen im Vordergrund der Kinderreanimation. Zu beachten sind besonders die alterstypischen Normgrößen und Medikamentendosierungen!

- Fortführen der Basismaßnahmen (BLS) der Reanimation und frühzeitige Sauerstoffgabe.
- EKG-Monitoring. Defibrillation ist nur selten erforderlich.
- Intubation.
- Anlage eines intravenösen oder intraossären Zugangs.
- Gabe von Medikamenten (intravenös/intraossär/endotracheal).

■ Intubation

Die endotracheale Intubation ist auch bei Kindern die sicherste und effektivste Methode zur Sicherung der Atemwege und zur Beatmung. Die endotracheale Gabe von Medikamenten ist auch möglich. Bei Kindern sind allerdings einige Besonderheiten zu beachten, siehe auch Tabelle S. 186:

- Für Kinder unter 8 Jahren werden Tuben ohne Cuff verwendet um eine Verletzung des Ringknorpels und eine Druckschädigung der Trachealschleimhaut zu vermeiden!
- Optimale Größe des Tubus (Innendurchmesser ID in mm):
  - (Lebensalter/4) + 4 = ID in mm.
  - Faustregel: Die Dicke des kleinen Fingers bzw. der größte Durchmesser der Nasenöffnung entspricht in etwa der geeigneten Tubusgröße.
- Korrekte Intubationstiefe:
  - 12 + (Alter/2) = Tiefe in cm ab Mundwinkel oder Zahnreihe.
  - Besonders auf seitengleiche Beatmung achten (Abhören, Beobachten, Fühlen).
  - Bei kleinen Kindern ist auch eine einseitige Intubation nach links leicht möglich, da die Hauptbronchien etwa in gleichem Winkel abgehen.
  - **!** *Cave:* Intubationstiefe ist wegen der kurzen Trachea des Kindes sehr wichtig. Einige Tuben haben Markierungen (z.B. schwarze Spitze, die gerade in der Stimmritze verschwinden soll).

■ Intravenöser Zugang

● Der venöse Zugang ist in der Notfallmedizin eine Basismaßnahme. Bei Kindern wegen der schwierigeren Venenverhältnisse ist das Legen eines i. v.-Zugangs oft nicht einfach. Trotzdem sollte primär ein periphervenöser Zugang (18 – 24 G) versucht werden: Handrücken, Unterarm, Ellenbeuge, Kopf (!), Hals und Fußrücken.

● Als Infusionslösungen werden bei Kindern NaCl 0,9 % oder Ringer-Laktat-Lösung verwendet (initial 10 – 20 ml/kg KG). Es kommen auch Volumenersatzmittel (z. B. Haes) in Frage.

❗ *Tipp:* Es sollte keinesfalls zu viel Zeit mit dem Legen eines Zugangs verwendet werden. Im Zweifel gilt: „Scoop and run" (einpacken und losfahren)!

■ Defibrillation

Die häufigsten kardialen Reanimationsgründe sind Bradykardien oder Asystolien (auch Pulslose elektrische Aktivität, PEA). Kammerflimmern ist ein eher seltenes Ereignis, dennoch soll hier die Vorgehensweise beschrieben werden:

● Für Kinder unter 10 kg KG (etwa bis 1. Lebensjahr) die kleineren **Kinder-Paddles** verwenden.

● **Position der Paddles:**
  – 1. Paddle: Rechter oberer Thorax.
  – 2. Paddle: Linke Seite über dem Herzen (links der Mamille).
  ❗ *Tipp:* Bei Kleinkindern kann auch ein Paddle auf die Brust und ein Paddle auf den Rücken zwischen die Schulterblätter gedrückt werden.

● **Stromstärke:**
  – 1. und 2. Defibrillation: 2 Joule/kg KG.
  – Alle folgenden Defibrillationen: 4 Joule/kg KG.

■ Notfallmedikamente bei Kindern

Siehe auch Anhang Notfall-Tabelle für Kinder (S. 186). Bei der Reanimation von Kindern werden die gleichen Medikamente wie bei der Erwachsenenreanimation, aber in anderer Dosierung verwendet.

● **Adrenalin:**
  – Dosis initial: 0,01 mg/kg KG i. v. oder intraossär oder: 0,1 mg/kg KG endotracheal (verdünnt mit 2 – 3 ml NaCl 0,9 %).
  – Alle weiteren Gaben: 0,1 mg/kg KG i. v./intraossär/endotracheal alle 3 Minuten.

● **Lidocain:**
  – Dosis: 1 mg/kg KG i. v./intraossär/endotracheal.
  – Anschließend Infusion mit 20 – 50 µg/kg/ Minute möglich.

2

- **Natriumbicarbonat:**
  - Dosis: 1 mmol/kg KG i. v./intraossär.
  - Reihenfolge der Reanimationsmaßnahmen wie bei Erwachsenen (S. 98).
- **Atropin:**
  - Sollte bei Bradykardien neben einer Optimierung der Oxygenierung großzügig eingesetzt werden.
  - Dosis: 0,01 – 0,02 mg/kg KG i. v./i.o. oder in die Mundschleimhaut (Zunge/Wange) oder 2 – 3fache Menge endobronchial auf 2 ml NaCl 0,9 %.

■ Intraossärer Zugang bei Kindern (s. Abb. 126 bis Abb. 130)

Ist ein Zugang zwingend notwendig, aber gelingt es nicht in kurzer Zeit einen periphervenösen Zugang zu legen, besteht die Möglichkeit eines intraossären Zugangs.

- Über den intraossären Zugang können die gleichen Medikamente und Infusionslösungen in gleicher Dosierung wie über einen venösen Zugang gegeben werden.
- Der Wirkungseintritt ist einer i.v.-Gabe vergleichbar.
- Vorgehen: An der proximalen Tibiainnenseite, 3 – 8 cm unterhalb des Kniegelenkspaltes mit einer speziellen intraossären Kanüle (15 – 16 G) von der Epiphyse weg nach distal das Schienbein punktieren. Zur Not kann man auch eine Perfusorspritze mit Nadel, oder den Stahlmandrin einer 18 oder 16 G Kanüle verwenden. Es sollten aber immer Intraossärkanülen vorrätig gehalten werden.

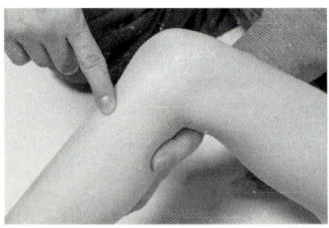

Abb. 126 Intraossärer Zugang beim Kind: die Punktionsstelle an der Tibiainnenseite aufsuchen, die einige Zentimeter vom Gelenkspalt entfernt sein soll.

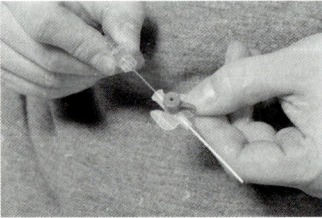

Abb. 127 Zur Punktion spezielle Kanülen oder – im Notfall – den Stahlmandrin einer dickeren i. v.-Kanüle verwenden. Immer steriles Vorgehen!

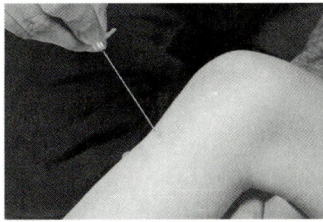

Abb. 128 Nach Hautdesinfektion die Kanüle unter sanftem Druck (Durchdringen des weichen Knochens) durch die Haut leicht nach distal gerichtet vorschieben (weg von der Epiphysenfuge!).

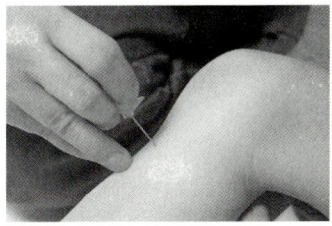

Abb. 129 Beim Eindringen in den Markraum ist beim Vorschieben schlagartig kein Widerstand mehr spürbar. Jetzt die Nadel nicht weiter vorschieben, sondern in der erreichten Position belassen!

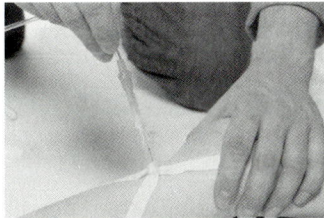

Abb. 130 Endposition. Die Kanüle mit Pflaster fixieren, eine Infusion anschließen. Gleiche Dosierung der Medikamente wie beim i. v.-Zugang!

3 Spezielle Notfälle

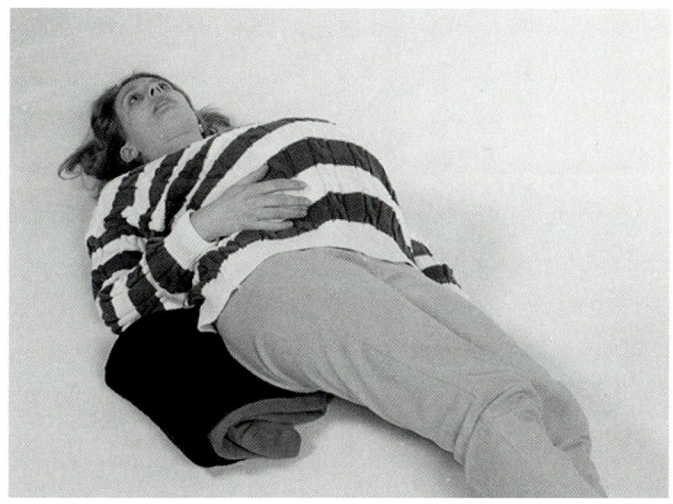

3.1 Herzinfarkt (Myokardinfarkt)

■ **Grundlagen**

Erkrankungen des Herz-Kreislauf-Systems sind in den Industrieländern nach wie vor die am häufigsten zum Tode führenden Erkrankungen. Somit sind Herz-Kreislauf-Erkrankungen auch in der Notfallmedizin ein entsprechend häufiges Problem.

Beim Herzinfarkt handelt es sich immer um ein lebensbedrohliches Krankheitsbild. **Pathophysiologisch** handelt es sich um einen akuten Verschluss eines Herzkranzgefäßes, wodurch es zum Absterben von Herzmuskelzellen und damit zu deren Funktionsverlust kommt. Der Verschluss des Herzkranzgefäßes kommt meist durch ein Blutgerinnsel (Thrombus) an einer bereits zuvor bestehenden Verengung der Herzkranzgefäße zustande. Dem Herzinfarkt geht also häufig eine Verengung der Herzkranzgefäße durch Gefäßverkalkung (Arteriosklerose) voraus. Dieses Krankheitsbild kann als **Angina pectoris** (= Brustschmerz oder -enge) imponieren, wenn die Patienten bei körperlicher Belastung, aber auch in Ruhe, ein Gefühl der Brustenge, Schmerzen oder Atemnot entwickeln.

Je nach Größe des verschlossenen Herzkranzgefäßes variiert die Ausdehnung und damit die Ausprägung der Funktionseinschränkung. Handelt es sich um den Verschluss einer kleinen Koronararterie, so kann die Pumpfunktion des Herzens noch annähernd normal sein. Beim Verschluss größerer Koronararterien jedoch kann es zu einem Pumpversagen des Herzens und damit zu einem Zusammenbruch des Kreislaufs kommen (**kardiogener Schock**). Neben dem Pumpfunktionsausfall sind die Patienten in der Akutphase vor allem durch schwerwiegende **Herzrhythmusstörungen** (Kammerflimmern, schwere Bradykardien) gefährdet.

🛑 *Tipp:* Da die Rhythmusstörungen vor allem in der Anfangsphase die Haupttodesursache darstellen, Patienten lückenlos überwachen!

■ **Symptome**

- Meist bekannte Angina pectoris in der Vorgeschichte.
- Risikofaktoren für Arteriosklerose: Bluthochdruck, Zuckerkrankheit, Zigarettenrauchen, erhöhte Blutfettwerte mit Übergewicht, familiäre Belastung.
- Oft unspezifische und variable Symptome!
- Vegetative Zeichen: Übelkeit, kalter Schweißausbruch.
- Druckschmerz hinter dem Brustbein (retrosternales Druckgefühl) mit Ausstrahlung des Schmerzes in den linken Arm (häufig) oder in den Bauch- oder Halsbereich, aber auch in den Rücken.

- Häufig Todesangst (Vernichtungsgefühl).
- Zeichen der Kreislaufinsuffizienz: Kaltschweißigkeit, Hypotonie.
- Herzrhythmusstörungen (arrhythmischer Pulsschlag).
- Blutdruck erhöht, erniedrigt oder auch normal.

■ Basismaßnahmen

- Notarzt rufen.
- Beruhigend auf den Patienten einwirken.
- Sauerstoffgabe (5 – 10 l/min): Effektivste Methode ist die Gabe über eine Sauerstoff-**Maske**. Unzureichend ist die Gabe über eine Nasensonde, dies ist oft schmerzhaft, außerdem kann kein hoher Sauerstofffluss erreicht werden.
- Oberkörper zur Entlastung des Herzens erhöht lagern.
- Engmaschige Kontrolle der Vitalparameter (Herzfrequenz und Blutdruck).

■ Erweiterte Maßnahmen

- Bei stabilem Kreislauf (Systolischer Blutdruck > 100 mmHg) Gabe von Nitroglycerin als Spray unter die Zunge des Patienten (Nitrolingual 2 Hub), evtl. wiederholen.
- Venösen Zugang legen
- Bei starken Schmerzen Morphin 5 mg langsam i. v., zum Vermeiden von Übelkeit mit DHB 0,5 mg kombinieren (DHB = Dehydrobenzperidol. Neuroleptikum, das das zentrale „Brechzentrum" hemmt: gut in Kombination mit Opioiden, um deren emetische Wirkung zu hemmen)
- Bei starker Unruhe und Todesangst Valium 5 – 10 mg langsam i. v.
- Bei gefährlichen Herzrhythmusstörungen elektrische oder medikamentöse Therapie.
- Verhinderung einer weiteren Blutgerinnselbildung: Thrombozytenaggregationshemmer (z. B. Acetylsalicylsäure 250 – 500 mg i. v. oder 160 – 500 mg p. o.)
- Bei ausgeprägter Bradykardie (Herzfrequenz < 50/min): Atropin 0,25 mg langsam i. v.

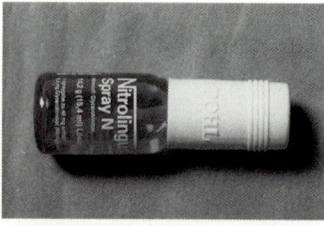

Abb. 131 Nitroglycerin Spray „Nitrolingual".

- Zügiger, aber schonender Transport in die Klinik.
- Bei Kreislaufstillstand kardiopulmonale Reanimation.
- 🔲 *Cave:* Die qualifizierte Versorgung des Herzinfarktpatienten erfordert ein differenziertes Vorgehen und beinhaltet eine Vielzahl von Therapieoptionen, über die der Erfahrene entscheiden muss. Eine Absprache mit der aufnehmenden internistischen Intensivstation ist daher sinnvoll.
- 🔲 *Cave:* Keine intramuskulären Injektionen, um nicht eine spätere Lysetherapie zu vereiteln! (Nach i.m.-Injektionen besteht bei einer Lysetherapie die Gefahr, dass es zu Einblutungen in den Muskel kommt, die durch den Druck bis hin zu Gewebsnekrosen führen können.)

3

3.2 Asthma-Anfall

3

■ Grundlagen

Ein Asthma-Anfall ist eine akute, anfallsweise auftretende Atemnot, die durch eine plötzliche Einengung des Bronchialsystems (Bronchokonstriktion) hervorgerufen wird. Es sammelt sich zähes Sekret im Bronchialsystem, die Bronchialschleimhaut schwillt an. Behindert wird vor allem die Ausatmung (Exspiration).

- **Einteilung:**
  - **Nicht-allergisches Asthma:** Häufigste Form bei Erwachsenen, oft im Zusammenhang mit chronischen Lungenerkrankungen und bei starken Rauchern.
  - **Allergisches Asthma:** Vor allem bei Kindern und Jugendlichen.
- **Auslöser eines Asthmaanfalls:**
  - Vorangegangener grippaler Infekt.
  - Körperliche Anstrengung.
  - Aufregung, Stress, psychische Spannungssituation.
  - Aufenthalt in Kälte.
  - Allergen-Kontakt.

■ Symptome

- Atemnot (Dyspnoe), Patient ringt nach Luft („Lufthunger"), Ausatmung erschwert und verlängert.
- Exspiratorisches pfeifendes, giemendes Atemgeräusch.
- Unruhiger, ängstlicher Patient.
- Bei schwerem Anfall Erstickungsgefühl, Todesangst.
- Zyanose.
- Aufrecht sitzender Patient: Sitzende Position verbessert die Atemmechanik durch Einsatz der Atemhilfsmuskulatur. Evtl. stützt sich der Patient zusätzlich mit den Armen ab.
- Tachykardie.

■ Basismaßnahmen

- Notarzt rufen.
- Patienten aufrecht hinsetzen (sofern er nicht schon sitzt).
- Beruhigend auf den Patienten einwirken.
- Vitalparameter (Herzfrequenz und Blutdruck) engmaschig kontrollieren.
- Sauerstoff geben (5 – 10 l/min).

■ Erweiterte Maßnahmen

- Asthmaspray (Dosieraerosole): β-2-Mimetika (z.B. 2 Hub Fenoterol tief einatmen lassen) zur Bronchodilatation, Kortison (z.B. 2 Hub Budenosid) zum Abschwellen der Bronchialschleimhaut.

  ! *Tipp:* Der Patient hat diese Sprays in seiner Angst oft schon überdosiert. Dennoch kann die gemeinsame ruhige Anwendung Nutzen bringen.

- Venösen Zugang legen.
- Kortikoide hochdosiert i.v., z.B. 250 – 500 mg Prednisolon i.v.
- Bronchodilatatoren i.v., z.B. Theophyllin 200 mg langsam i.v. (bis maximal 400 mg).

  ! *Cave:* Auf Vorbehandlung achten, Warnung vor Überdosierung!

- Vollelektrolyt-Lösung langsam i.v. (langsam wegen der Gefahr der Rechts-Herz-Belastung).
- Terbutalin 0,5 mg s.c.
- Bei unbeeinflussbarer, schwerster Symptomatik: Narkose, Intubation und Beatmung (Ketamin 2 – 7 mg/kg KG).

3

3.3 Schlaganfall

■ Grundlagen

Der Schlaganfall ist ein schwerwiegender Notfall. Er wird z. B. in Süddeutschland oft verharmlosend als „Schlägle" bezeichnet, oder die Symptome werden sowohl von Angehörigen, als auch von den Betroffenen selbst ohne die notwendige Dramatik geschildert, z. B.: „Meine Großmutter kann nicht mehr richtig sprechen" oder „bewegt ihren linken Arm nicht mehr richtig".

Es handelt sich dabei entweder um eine Gehirnblutung oder einen Hirninfarkt, der mit einem raschen Absterben von Gehirnzellen verbunden ist!

! *Merke:* Schnelles Erkennen und Handeln sind ebenso wichtig wie beim Herzinfarkt oder bei der Lungenembolie (Notarzt rufen!).

■ Symptome

! *Cave:* Die Symptome sind sehr variabel.
- Sprachstörungen.
- Lähmungen der Gesichtsmuskulatur (hängende Mundwinkel mit schiefem Lächeln, hängende Augenlider).
- Schwäche oder Lähmung von Armen oder Beinen, oft auf einer Körperseite.
- Schwindel, Gangstörungen.
- Kopfschmerzen.
- Sehstörungen.
- Verwirrtheit, Benommenheit bis zur Bewusstlosigkeit.
- Bluthochdruck (Versuch des Körpers, die Mangelversorgung durch höheren Druck zu kompensieren).
- Oft ist dem Patienten der Ausfall seiner Körperfunktionen gar nicht bewusst (sog. Neglect).

■ Basismaßnahmen

- Die Unterscheidung, ob eine Hirnblutung oder ein Hirninfarkt vorliegt, ist oft sehr schwierig, spielt aber für die ersten Maßnahmen auch keine große Rolle.
- Schnellstmöglich Notarzt rufen.
- Zunächst orientierende neurologische Untersuchung durchführen:
  - Pupillenkontrolle (alle 5 min wiederholen!).
  - Gesichtsmuskeln.
  - Kraft und Sensibilität in Armen und Beinen.
  - Hörprüfung und Sprechproben.
  - Orientierung zu Ort, Zeit und Person.

- Vitalfunktionen engmaschig überwachen!
- Sauerstoffgabe 4–6 l/min.
- Patienten bequem mit erhöhtem Oberkörper lagern.

■ Erweiterte Maßnahmen

- Immer Blutzuckerbestimmung!
- Weitere Maßnahmen abhängig von Schwere und Verlauf des Krankheitsbildes:
    - Eventuell Intubation und Beatmung.
    - Kreislaufkontrolle, Blutdruckspitzen beachten, ggf. Reanimation.

■ *Cave:* Ein erhöhter Blutdruck soll nur im Extremfall (sys > 220; diast > 100) und dann sehr vorsichtig gesenkt werden, da der Patient diesen Blutdruck zur Hirndurchblutung (zerebraler Perfusionsdruck) benötigt (sog. Erfordernishochdruck).

3

3.4   Unklare Bewusstlosigkeit

3

■ Ursachen

Bewusstseinsstörungen können sehr viele Ursachen haben. In Frage kommen Verletzungen und Unfälle, Vergiftungen (auch mit Selbstmordabsicht), Erkrankungen des Gehirns selbst, aber auch Stoffwechselentgleisungen (z. B. Diabetes mellitus) und Kreislaufstörungen. Oft ist es schwer, ohne klinische Untersuchungen die wirkliche Ursache herauszufinden. Da die Erstmaßnahmen meist dieselben sind, ist diese Frage zunächst nachrangig.

■ Basismaßnahmen

- Notarzt rufen.
- Patienten beobachten (Krampfanfall? Welche Körperteile werden bewegt? Aufschreiben!).
- Patienten ansprechen.
- Dann leichten Schmerzreiz setzen (gut geeignet ist hierfür der Esmarch-Handgriff).
- Reaktion des Patienten auf diesen Reiz einprägen (z. B. ob der Patient überhaupt reagiert, gezielt reagiert oder nur die Arme streckt oder beugt).
- Regelmäßige (!) Pupillenkontrolle (Größe, Blickrichtung, Reaktion auf Licht).
- ▣ *Merke:* Der Verlauf der Bewusstseinsstörung ist in der Klinik oft von großem diagnostischem Nutzen.
- Zeugen der Bewusstlosigkeit nach **genauem Ablauf** fragen.
- Anamnese erheben.
- Umgebung nach Hinweisen absuchen (Medikamente, giftige Stoffe, Notfallausweise).
- ▣ *Merke:* Wichtigste Maßnahme: Vitalfunktionen überprüfen und sichern und fortlaufend kontrollieren!

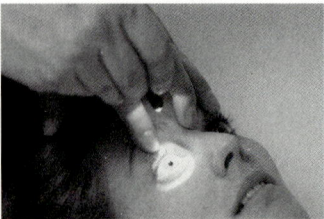

Abb. 132   Pupillenkontrolle. Mit zwei Fingern einer Hand die Oberlider hochziehen, mit der anderen Hand mit einer hellen Pupillenleuchte nacheinander in beide Augen leuchten. Einzeln und im Vergleich Größe und Form der Pupillen und ihre Reaktion auf Licht beurteilen.

- Atmung ausreichend?
- Blutdruck ausreichend?
- Patienten nie alleine lassen!
- Bei Bedarf Atemwege freimachen und öffnen (Absaugen, Auswischen, Esmarch-Handgriff).
- Sauerstoffsonde vorsichtig in die Nase schieben oder (besser) Atemmaske vor Nase und Mund halten bzw. vorsichtig fixieren. Sauerstofffluss pro Minute in der Regel auf ungefähr 4 – 6 Liter einstellen. Wenn der Patient die so angereicherte Luft einatmet, entspricht das nur einer Sauerstoffkonzentration von 35 – 45 % in der Atemluft!
- Bei nicht ausreichender Atmung sofort zur Beatmung übergehen.
- **Lagerung:** Solange man sich beim Patienten aufhält, kann er auf dem Rücken liegen bleiben. Muss man ihn verlassen, den Patienten in die stabile Seitenlage bringen.
  > **Merke:** Der bewusstlose Patient ist per Definition in einem instabilen Zustand!

3

■ Erweiterte Maßnahmen
- Zugang legen.
- **Blutzucker** überprüfen (z. B. nach dem Legen des venösen Zugangs, s. S. 23). Im Zweifel Glukose i. v. (20 ml Glc 40 %) verabreichen: Sollte der Patient einen zu hohen Blutzucker haben, schadet ihm diese relativ geringe Menge nicht. Den Patienten mit zu niedrigem Blutzucker aber rettet es! Wird der Patient auf die Glukosegabe wacher, für weitere, ununterbrochene Glukosezufuhr sorgen (Infusion).
- **Indikation zur Intubation großzügig stellen:** Bietet die optimale Versorgung mit Sauerstoff und schützt die Atemwege vor Aspiration.
- Körperliche Untersuchung (Geruch, Verletzungen, Nadelstiche, frische OP-Narben).
- Ein erhöhter Blutdruck sollte nur bei extremen Werten und nur vorsichtig gesenkt werden.
- Immer ist ein Transport ins Krankenhaus nötig!

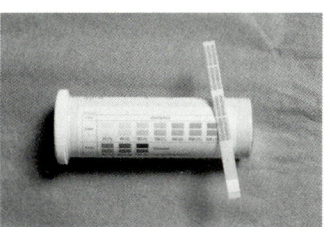

Abb. 133 Bei unklarer Bewusstlosigkeit immer Blutzucker prüfen!

3.5   Krampfanfälle

■ Grundlagen

Krampfanfälle sind in der Notfallmedizin keine Seltenheit: Es gibt rund 400.000 Anfallskranke in Deutschland, außerdem ist die „Dunkelziffer" hoch: Einige Menschen erleiden kleinere Krampfanfälle, die als unbedeutend angesehen und deshalb nicht ärztlich abgeklärt werden. Die Krampfanfälle werden im Gehirn durch plötzliche exzessive Erregung und Entladung von Nervenzellen oder durch unkontrollierte Ausbreitung einer Erregung ausgelöst. Treten die Anfälle wiederholt auf, spricht man vom Krankheitsbild der „Epilepsie". Die Ursachen sind unterschiedlich: Teils lässt sich kein Auslöser finden („genuine Epilepsie"), teils liegt eine chronische Hirnerkrankung oder eine Hirnschädigung zugrunde („symptomatische Epilepsie").

■ Symptome (Anfallsformen)

- Fokaler Anfall: Zuckung einer Extremität/einer Körperseite.
- Psychomotorischer Anfall: Zuckungen mit Bewusstseinsstörung und Mund-/Handbewegungen.
- Generalisierter Anfall: Kurze Bewusstseinsstörung mit tonischen Krämpfen bis zum Grand-Mal-Anfall.
- Grand-Mal-Anfall (der „typische", „epileptische" Krampfanfall): Generalisierter, tonisch-klonischer Anfall mit Bewusstlosigkeit („krampfend-zuckend-zitternd") mit relativ typischem Ablauf:
  - Aura (halluzinatorische Wahrnehmungen, oft wiederkehrend).
  - Initialschrei (fakultativ).
  - Hinstürzen mit generalisierter Versteifung des Körpers, Bewusstlosigkeit (mit weiten, lichtstarren Pupillen), evtl. seitlichem Zungenbiss, Speichelfluss, Einnässen, Atemstillstand (Dauer: ca. 10–30 Sekunden). Danach meist Zyanose.
  - Wiederkehren der Atmung (meist röchelnd), dann treten rhythmische Zuckungen des Körperstamms und der Extremitäten auf (Dauer: ca. 1–3 Minuten).
  - Anschließend schlaffer komatöser Zustand.
  - Verlängerte Re-Orientierungsphase mit bis zu 1 Stunde Dauer.
  - Schlafbedürfnis nach Anfallsgeschehen (postiktaler Nachschlaf).
- **Status epilepticus:** Serie von großen epileptischen Anfällen, ohne dass der Patient zwischendurch das Bewusstsein wiedererlangt. Es besteht akute Lebensgefahr!

■ Basismaßnahmen

Da Krampfanfälle oft nur von kurzer Dauer sind, findet man den Patienten häufig in einem verwirrten Dämmerzustand *nach* dem Krampfanfall vor: Für die Diagnose ist die Situation *vor* dem Anfall und zu *Anfallsbeginn* wichtig (Augenzeugen genau befragen!). Auf jeden Fall muss man den Patienten so lange überwachen, bis er das Bewusstsein vollständig wiedererlangt hat. Ist der Krampfanfall noch nicht beendet, sind folgende Maßnahmen zu ergreifen:

- Verletzungsmöglichkeiten beseitigen, z.B. Dinge aus der Umgebung des Patienten räumen.
- Lagerung zum Schutz vor weiterer Verletzung.
- **❗ *Tipp:*** Beißkeil ist unnötig und schädlich, sollte nicht mehr eingesetzt werden.
- Sauerstoff vor die Nase/Mund halten (10 l/min).
- Ende des Anfalls abwarten (außer beim Status epilepticus, s.u.).
- Anfallsverlauf gut beobachten und dokumentieren. Evtl. Augenzeugen befragen, ist wichtig zur Diagnose von Anfallsart oder -ursache.
- Körperliche Untersuchung: Sind Verletzungen durch den Krampfanfall aufgetreten?
- Blutzuckerbestimmung zum Ausschluss einer Hypoglykämie als Ursache des Anfalls.
- Regelmäßige Pupillenkontrolle.

■ Erweiterte Maßnahmen

- Venösen Zugang legen.
- Diazepam (z.B. 10 mg i.v.) oder Midazolam (z.B. 5 mg i.v.) nach Wirkung; bei Bedarf wiederholt geben (Vorsicht! Gefahr der Atemdepression).
- Bei Hypoglykämie 40 ml Glukose 20% i.v. Falls effektiv: weitere Glukosezufuhr.

■ Status epilepticus

- Lebensgefahr!
- Anfallsunterbrechung zur Vermeidung einer Hypoxie und der zu befürchtenden Langzeitschäden des Gehirns unbedingt erforderlich.
- Hochdosierte i.v.-Gabe von Benzodiazepinen (z.B. Diazepam 60 mg) in Intubationsbereitschaft.
- Langsame i.v.-Gabe von Phenytoin 200 mg (Kurzinfusion! Bei Bolusgabe Blutdruckabfall bis zur Asystolie!).
- Barbiturate, z.B. Thiopental i.v. (50–500 mg titriert).
- Ggf. Narkoseeinleitung und Intubation mit anschließender kontinuierlicher Zufuhr von Barbituraten: Barbiturate hemmen dosisabhängig sehr effektiv die Erregungsleitung im Großhirn bis hin zur elektrischen Nulllinie.

3.6   Schwere allergische Reaktionen (Anaphylaxie)

3

■ Grundlagen

Die Rate an Allergikern und allergischen Reaktionen auf unterschiedliche Substanzen (Nahrungsmittel, Medikamente, übrigens auch auf homöopathische Mittel, Hausstaub, Pollen) nimmt ständig zu. Allergische Reaktionen vom Soforttyp treten meist rasch und unvorhergesehen auf.

! *Merke:* Das Heimtückische bei allergischen Reaktionen ist, dass niemals die Schwere und die Geschwindigkeit des Verlaufs vorausgesagt werden können. Jemand, der bisher auf eine Substanz nur einen Hautausschlag mit Juckreiz bekommen hat, kann beim nächsten Mal eine schwere lebensbedrohliche Reaktion durchmachen. Aus diesem Grunde sterben immer wieder auch bisher junge gesunde Menschen an allergischen (anaphylaktischen) Reaktionen.

■ Symptome

! *Cave:* Die Symptome sind sehr variabel und können fließend ineinander übergehen.

- Hautrötung: Am ganzen Körper, nur an manchen Stellen, oft am Brustkorb, fleckförmig, Quaddeln, Schwellungen, auch der Schleimhäute.
- Laufende Nase, Niesen, Kribbeln.
- Juckreiz.
- Reflektorische Tachykardie und Blutdruckabfall bis hin zum Herzstillstand.
- Hitzegefühl, Schwächegefühl.
- Todesangst.
- Bewusstseinsstörungen bis zur Bewusstlosigkeit.
- Husten und Atemnot.
- Inspiratorische Atemnot bei Obstruktion im Bereich des Kehlkopfes.

! *Cave:* Atemnot ist besonders gefährlich, kann schnell zur Erstickung übergehen.

- Exspiratorische Atemnot wie bei Asthma (Pfeifen, Giemen), Erstickungsgefühl.

■ Basismaßnahmen

- Notarzt rufen.
- Sofortige Vermeidung einer weiteren Allergenzufuhr, falls möglich.

- Patienten hinliegen lassen, wenn dies von Seiten der Atemnot möglich ist. Beine hoch (Schocklage).
- ❗ *Merke:* Oft haben Allergiker ein Medikamentenset bei sich (danach fragen).
- Kann der Patient noch schlucken, sollten frühzeitig Antihistaminika (Tavegil) und Glukokortikoide hochdosiert eingenommen werden. Glukokortikoide wirken sehr gut, aber erst nach ca. 20 min.
- Bei weiterer Verschlechterung kann Adrenalin als Spray verabreicht werden: Initial 5 Hübe, dann bis zur Besserung 2 Hübe jede Minute. Adrenalinspray wirkt lokal auf die Atemwege und durch die schnelle Resorption auch systemisch!
- Bei Atemnot auch Asthmaspray (β-Mimetika und Glukokortikoide).
- Bei Kreislaufinsuffizienz und starker Atemnot sollte Adrenalin subkutan gespritzt werden.
- ❗ *Merke:* Jede Apotheke hat ein Notfalldepot an diesen Medikamenten vorrätig.

3

■ Erweiterte Maßnahmen

- Kann ein i.v.-Zugang gelegt werden, sollte der Patient die genannten Medikamente intravenös erhalten.
- Bei starker Atemnot rasche Intubation (solange man noch was sieht) oder Koniotomie (wenn man nichts mehr sieht, weil alles zugeschwollen ist).
- **Adrenalin** ist das Mittel der Wahl zur Behandlung der schweren allergischen Reaktion. Es sollte eher früh, aber zunächst sehr niedrig dosiert nach Wirkung gegeben werden: 1 Ampulle Supra (1:1000) auf 10 ml, davon 1 ml erneut auf 10 ml verdünnen. Diese Mischung (1:100.000) dann milliliterweise titrieren!
- **Rasche Volumengabe:** Kristalloide (Ringer) und Kolloide. Die Patienten mit starker allergischer Reaktion haben einen enorm hohen Volumenbedarf (1–5 Liter!).
- Jeder Patient mit starker allergischer Reaktion oder entsprechender Therapie muss mindestens 24 Stunden überwacht werden. Gründe:
  - – Rebound nach Abklingen der Glukokortikoidwirkung.
  - – Rebound durch immer noch vorhandene Allergene z.B. bei Lebensmitteln.
- Patienten mit bekannter anaphylaktischer Reaktion sollten einen Notfallausweis und ein Notfallmedikamentenset (Adrenalin-Spray und Fertigspritze, Glukokortikoidtabletten oder -saft) erhalten.
- Eine Desensibilisierung sollte erwogen werden.

3.7 Verbrennung

3

■ Ursachen

Thermische Schäden treten durch Feuer, heiße Gegenstände oder Flüssigkeiten, Wasserdampf, Explosionen, elektrischen Strom, Wärmestrahlung sowie mechanische Reibung auf. Der Grad der Schädigung hängt vor allem von Temperatur und Einwirkdauer ab.

■ Einschätzung des Verbrennungsausmaßes

Bei der primären Einschätzung eines Brandverletzten richtet sich das Augenmerk auf die **Verbrennungsausdehnung** (verbrannte Hautfläche) und den **Verbrennungsgrad** (Tiefe der Verbrennung).

- **Verbrennungsausdehnung:** Sie wird in Prozent der verbrannten Körperoberfläche angegeben. Die **Größe einer Handfläche** (ohne Finger) des Patienten entspricht dabei ca. **1 % der Hautfläche** (dies gilt auch für Kinder). Zur schnellen Einschätzung der verbrannten Hautoberfläche beim Erwachsenen kann die sog. „**Neunerregel**" verwendet werden, bei der die Körperoberfläche in Anteile von jeweils 9 % unterteilt wird: Arme des Patienten bilden jeweils 9 % der Körperoberfläche (2 × 9 % = 18 %), Oberschenkel und Unterschenkel jeder Seite jeweils 9 % (4 × 9 % = 36 %), Oberkörper vorn und hinten jeweils 9 % (= 18 %), Bauch und unterer Rücken jeweils 9 % (= 18 %) und der Kopf 9 %. Die Gesamtoberfläche wird durch die Haut im Genitalbereich (1 %) vervollständigt.
- **Verbrennungsgrad:**
  - Verbrennung **1. Grades**: Nur die oberste Hautschicht (Epidermis) ist betroffen, die Haut ist gerötet (Erythem), sehr schmerzhaft, Prognose: Abheilung erfolgt ohne Narbenbildung.
  - Verbrennung **2. Grades**: Beide oberen Hautschichten (Epidermis und Korium) sind betroffen, die Haut ist sehr schmerzhaft, zusätzlich kommt es zur Blasenbildung durch Wassereinlagerung in die betroffenen Hautschichten. Prognose: Heilung oftmals mit Narbenbildung.
  - Verbrennung **3. Grades**: Neben oberflächlichen Hautschichten ist auch das Unterhautgewebe (Subcutis) betroffen. Kein Schmerz (die Schmerzrezeptoren in der Subcutis sind zerstört). Prognose: Schwere Narbenbildungen, oft sind Hauttransplantationen nötig.
  - Verbrennung **4. Grades** (Verkohlung): Neben Haut und Unterhautgewebe sind zusätzlich tiefer liegende Organsysteme und Gewebe betroffen, z.B. Muskeln, Sehnen und Nerven, kein Schmerz, Prognose: Keine Ausheilung (Gewebsnekrosen), Ab-

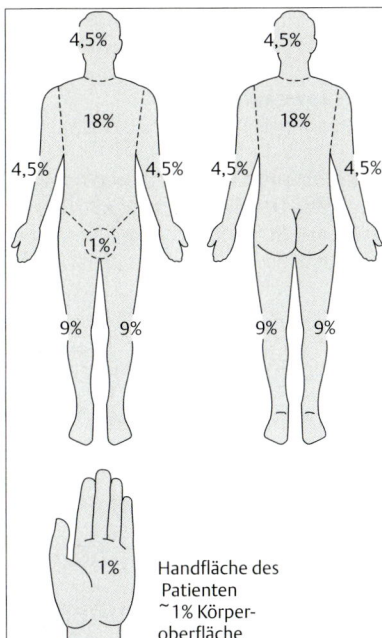

Abb. 134 Neunerregel.

3

tragung bzw. Amputation der betroffenen Gewebe ist erforderlich.

■ **Basismaßnahmen**
- Notarzt rufen.
- Oberstes Ziel: Weitere Ausdehnung der Verbrennung verhindern.
- Wenn möglich, Patienten aus Gefahrenzone retten.
  ❗ *Cave:* Eigenschutz nicht vergessen!
- Brennende Kleidungsstücke löschen und vorsichtig entfernen (falls nicht fest in die Haut geschmolzen).
- **Kühlung:**
  – Verbrannte Stellen bis zu 20 Minuten mit kühlem, aber nicht kaltem Wasser spülen (ca. 20–25 °C; verhindert weitere Tiefenwirkung der Verbrennung und lindert Schmerzen).
  – Bei ausgedehnten Verbrennungen darf es durch die Kühlung nicht zu einer Unterkühlung des Patienten kommen. Dies gilt besonders für Kinder!

- Verbrannte Hautareale nach Kühlung vorsichtig steril abdecken oder einhüllen (nicht fest verbinden!), dazu eignen sich metallisierte Folien besonders gut.
- **Keinesfalls Salben oder Puder anwenden!**
- Brandblasen wegen der erhöhten Infektionsgefahr auf keinen Fall eröffnen.
- 🛇 *Cave:* Besonders sollte auch auf Begleitverletzungen geachtet werden, die bei dem dramatischen Bild der Verbrennung oft übersehen werden (Rauchgasinhalation, Schädelverletzungen, innere Verletzungen!). Daher immer nach Unfallmechanismus fragen (Augenzeugen?).

3

■ Erweiterte Maßnahmen

- Zugang legen, großzügige Volumengabe (Bedarf wird meist unterschätzt!).
- Effektive Schmerztherapie beginnen, oft als Analgosedierung mit Ketamin, Midazolam.
- Bei V. a. Rauchgasinhalation Kortisonspray (Auxiloson, Pulmicort).
- Bei starken Atembeschwerden: Intubation und Beatmung mit 100% Sauerstoff.
- Immer stationäre Aufnahme bei:
  - V. a. Rauchgasinhalation.
  - Verbrennung von Gesicht, Hals, Händen, Genitalien oder zirkulären Verbrennungen.
  - Absprache mit Spezialklinik (Zentrum für Schwerstbrandverletzte).

3.8 Rauchvergiftung

Die Rauchvergiftung ist die Haupttodesursache bei Feuerunfällen. Bei einem Brand kann eine Vielzahl giftiger Gase oder Dämpfe entstehen. Man unterscheidet: **Inhalationstrauma** (Verbrennung der Atemwege), **Rauchgasintoxikation** und **Erstickung durch Stickgase**. Oft liegen Mischvergiftungen vor. Ob ein Patient tatsächlich Rauch eingeatmet hat, ist oft an Rußablagerungen an Mund oder Nasenöffnung zu erkennen (Gefahr!).

3

■ Symptome

- **Reizgasvergiftung** (Symptome der Atemwegsreizung): Schädigende Wirkung besteht direkt an den Schleimhäuten oder Organen des Atemtraktes. Reizgasvergiftungen entstehen vor allem bei der Verbrennung von Kunststoffen: Dyspnoe (Atemnot), Augentränen, Niesen, Husten, Würgereiz, Speichelfluss, Zyanose, vor allem an Schleimhäuten, bei gleichzeitiger Hypoxie.
- **Stickgasvergiftung** (Zeichen des Sauerstoff-Mangels): Schädigende Wirkung besteht auf alle Zellen des Organismus durch eine Verminderung des Sauerstoffangebotes. Stickgas wird bei praktisch jeder Verbrennung freigesetzt (z. B. Kohlendioxid = reines Stickgas; Kohlenmonoxid = Stick- und Giftgas): Unruhe und Verwirrtheit, Bewusstseinsstörungen, Kopfschmerz, Sehstörungen, Schwindel, Krämpfe, Dyspnoe (Atemnot).

! *Cave:* bei Kohlenmonoxidvergiftung: Hier ist eine Hypoxie nur sehr schwer erkennbar. Das Hämoglobin des Blutes ist durch das gebundene Kohlenmonoxid in seiner sauerstofftransportierenden Funktion blockiert. Eine Zyanose bildet sich jedoch nicht, da Kohlenmonoxidhämoglobin wie sauerstoffgesättigtes Hämoglobin eine hellrote Farbe aufweist. Es liegt eine Hypoxie vor, obwohl die Schleimhäute des Patienten besonders rosig (kirschrot) gefärbt sind.

■ Basismaßnahmen

- Notarzt rufen.
- Oberstes Ziel: Rettung des Verletzten aus der Gefahrenzone.
- Vitalfunktionen engmaschig überprüfen und aufrechterhalten.
- Sauerstoff vorhalten.

! *Cave:* Der Eigenschutz darf niemals außer Acht gelassen werden (Feuerwehr mit Atemschutzgeräten). Schon viele Helfer sind selbst zu vital bedrohten Patienten geworden, weil sie „ganz kurz" in den verrauchten Bereich gelaufen sind. Hier darf Mut nicht mit Dummheit verwechselt werden!

■ **Erweiterte Maßnahmen**

- Sauerstoffversorgung optimieren: Sauerstoffinsufflation, Narkose, Intubation und Beatmung.
- Kortisonpräparat wiederholt als Dosieraerosol geben: am besten mit Inhalationsvorrichtung (Spacer) z. B. wiederholt 2 Hub Auxiloson oder 2 Hub Pulmicort bis Dose leer.
- Untersuchung und Behandlung bestehender Brand- und Begleitverletzungen.
- Patienten immer in die Klinik bringen. Auch bei gering ausgeprägter Symptomatik soll wegen der Gefahr der verzögerten Entwicklung eines Lungenödems eine 24-stündige Überwachung erfolgen.

3

3.9 Hitzeschäden

Viele der im Folgenden besprochenen Hitzeschäden entstehen gemeinsam und gehen zum Teil ineinander über: **Hitzeohnmacht, Sonnenstich, Hitzeerschöpfung, Hitzschlag**. Trotzdem stehen oft einzelne Symptome und Ursachen im Vordergrund. Grundsätzlich sind Hitzeschäden um so ernster zu nehmen, je älter oder kranker der Patient ist. Man muss bei scheinbaren Hitzeopfern stets auch an schwerwiegendere Ursachen denken, wie z. B. Herzinfarkt, Lungenembolie, Schlaganfall oder Stoffwechselentgleisungen!

3

■ Hitzeohnmacht

- Ursache: Temperaturbedingte Vasodilatation der Hautgefäße.
- Symptome: Kurze Ohnmacht, keine Kerntemperaturerhöhung, keine Dehydratation.
- Maßnahmen: Patienten in kühler Umgebung flach lagern, Beine leicht erhöht. Kühle Getränke anbieten.

■ Sonnenstich

- Ursache: Starke direkte Sonneneinstrahlung auf den unbedeckten Kopf mit lokalem, auf den Kopf beschränktem Strahlenschaden. Andere Hitzeschäden können zusätzlich auftreten.
- Symptome: Roter Kopf, Schwindel, Übelkeit und Erbrechen. Blutdruck eher erhöht. Typischerweise keine Erhöhung der Körperkerntemperatur, evtl. auch Krampfanfälle, wenn bereits eine Hirnschwellung eingetreten ist.
- **Maßnahmen:**
  - Patienten in kühler Umgebung lagern, Oberkörper erhöht (30–40°).
  - Raum verdunkeln.
  - Kopf mit kalten Umschlägen kühlen.
  - Kühle Getränke anbieten.
  - Vitalparameter überwachen.
  - Bei Krämpfen: Notarzt rufen, evtl. Narkose, Intubation und Beatmung.
  - ❗ *Cave:* Kinder immer ins Krankenhaus bringen (eine verzögerte akute Verschlimmerung ist möglich!).

■ Hitzeerschöpfung/Hitzekrämpfe
Hitzeerschöpfung ist ein allgemeiner Schwächezustand nach starker Anstrengung bei höherer Umgebungstemperatur oder zu warmer Kleidung. Ursachen sind Flüssigkeitsmangel, Elektrolytverluste durch starkes Schwitzen oder Wärmestau.

3

- **Symptome:**
  - Schweißnasse, blasse Haut.
  - Bewusstseinsstörungen, teilweise auch Erregung und Agitiertheit.
  - Übelkeit und Erbrechen.
  - Schwäche und Muskelkrämpfe, teilweise an mehreren Muskelgruppen gleichzeitig. Unterschied zum epileptischen Anfall: bei Hitzekrämpfen besteht keine Bewusstlosigkeit, der Patient schreit vor Schmerzen.
- **Basismaßnahmen:**
  - Patienten in kühler, schattiger Umgebung lagern.
  - Reichlich kühle (nicht eiskalte) Getränke mit hohem Elektrolytgehalt trinken lassen (z.B. Apfelschorle mit einem Teelöffel Kochsalz pro 500 ml). Alternativen: Jedes nichtalkoholische Getränk, dazu Salzstangen und Magnesium geben.
- **Erweiterte Maßnahmen:**
  - Venösen Zugang legen, 1000 – 1500 ml isotone Elektrolytlösung infundieren; wirkt oft sehr schnell und gut!
  - Blutzucker-Kontrolle (bei Bedarf Glukose 40 % i. v.).

■ Hitzschlag

! *Cave:* Lebensbedrohlicher Notfall!

- **Ursache:** Die Möglichkeiten der Temperaturregulation im Körper sind ausgeschöpft, gleichzeitig wird die Wärmeabgabe durch Kleidung oder feuchte Hitze behindert. Vor allem bei älteren und kranken Menschen wird oft nicht an einen Hitzschlag gedacht (langsamer Flüssigkeitsverlust in der Wärmeperiode, zusammen mit Vorerkrankungen und Medikamenteneinnahme). Bei großer Hitze genügen für diese Patienten aber schon geringe körperliche Belastungen oder zu warme Kleidung oder Bettdecken zur Entgleisung der Temperaturregelung.
- **Symptome:**
  - Bewusstseinsstörungen, teilweise epileptische Anfälle, Gefahr des Hirnödems!
  - Übelkeit und Erbrechen.
  - Massiv erhöhte Körpertemperatur ($> 40\,°C$).
  - Haut heiß, rot und trocken (Schweißproduktion versagt!).
  - Kreislaufzusammenbruch ist möglich!
- **Basismaßnahmen:**
  - Notarzt rufen.
  - Patient schonend in kühle, abgedunkelte Umgebung bringen, mit erhöhtem Oberkörper lagern, falls die Kreislaufverhältnisse dies zulassen.
  - Vitalfunktionen engmaschig überwachen.

- Patienten vorsichtig abkühlen, mit kaltem Wasser besprengen oder mit feuchten, kalten Tüchern bedecken.
  - ❗ *Cave:* Bei Absinken der Temperatur unter 38,5 °C das Abkühlen beenden!
- **Erweiterte Maßnahmen:**
  - Bei Bewusstlosigkeit Narkose, Intubation und Beatmung.
  - Flüssigkeitsverlust mit Infusionen intravenös, z.B. 1000 – 1500 ml isotone Elektrolytlösung, ersetzen.
  - Blutzucker-Kontrolle.
  - Patienten immer in die Klinik bringen.

❗ *Merke:* Die Dauer der Hyperthermie entscheidet über den Ausgang und bedrohliche Komplikationen wie Arrhythmien, Gerinnungsstörungen, Rhabdomyolyse (Auflösung der quergestreiften Muskulatur mit massiv erhöhten Serumenzymen, Kreatinin und Myoglobin sowie Hyperkaliämie; Gefahr des Nierenversagens!) und Nierenversagen.

3

3.10 Unterkühlung (Hypothermie)

In unseren Breitengraden kommen Unterkühlungen relativ selten und meistens im Zusammenhang mit Wasserunfällen (Eiseinbruch, Schiffsunglücke) oder Skiunfällen vor. In der winterlichen Jahreszeit treten Unterkühlungen auch im Zusammenhang mit Alkoholintoxikation und Übernachtung im Freien (Wohnsitzlose) auf. Je nach der gemessenen Körperkerntemperatur werden unterschiedliche Grade der Hypothermie unterschieden.

■ **Symptome**

● **36 – 33 °C Körpertemperatur:** Aktivierung mit Erregung, Verwirrtheit, zentral ausgelöstem Muskelzittern, Kältekrämpfen.

● **33 – 30 °C Körpertemperatur:**
  – Dämpfung: Apathie, verlangsamte psychische Reaktion, Schläfrigkeit. Der Patient ist aber erweckbar.
  – Starre der Thoraxwand mit gestörtem pulmonalen Gasaustausch.
  – Hypertonie, Bradykardie, Rhythmusstörungen (Vorhofflimmern, AV-Dissoziation).

● **< 30 °C Körpertemperatur:**
  – Bewusstseinsverlust, keine Weckbarkeit.
  – Reflexdämpfung: Schmerzreflexe, Hustenreflex werden schwächer, langsame Pupillenreaktion, später sind die Pupillen weit und lichtstarr.
  – Atempausen.
  – Zunahme des Muskeltonus („wie Leichenstarre").
  – Kammerflimmern bei Temperatur unter 28 °C.

  ❗ *Merke:* Gefährdet sind die Patienten vor allem durch Herzrhythmusstörungen (zunächst Bradykardien, dann Kammerflimmern oder sofortige Asystolie). Arrhythmien treten auch während der Rettungsmaßnahmen und auf dem Transport auf, wenn durch die (auch passive) Bewegung des Patienten extrem kaltes Blut aus den Extremitäten zum Herzen fließt und Kammerflimmern auslösen kann („Bergungstod"). Daher muss der Patient behandelt werden „wie ein rohes Ei", v. a. kippende Bewegungen unbedingt vermeiden!
  – Eine Therapie des Kammerflimmerns durch **Defibrillation ist bei niedrigsten Körpertemperaturen sinnlos**, da das unterkühlte Myokard nicht auf elektrische Therapie anspricht. In diesem Fall hilft nur die konsequente Fortführung der Herzdruckmassage bis zum Eintreffen in der Klinik (Transport unter Reanimationsbedingungen!).

- **Ein unterkühlter Patient darf nicht ohne weiteres für tot erklärt werden!** Weite, lichtstarre Pupillen und das Erscheinungsbild eines Toten sind möglich, obwohl Atmung und Kreislauf noch erhalten sind! Reanimationsmaßnahmen sind daher unbedingt bis zur Wiedererwärmung fortzusetzen! „No one is dead, until he is warm and dead".

■ Basismaßnahmen
- Notarzt rufen.
- Patienten mit äußerster Vorsicht und schonend retten! Patienten so wenig wie möglich bewegen! Keine stabile Seitenlage, kein Kippen (siehe oben: gefährliche Herzrhythmusstörungen möglich!).
- Wenn nötig, Reanimation beginnen.
- Weitere Auskühlung verhindern: Patient in warme Decken oder Rettungsfolie einwickeln.
- Den Patienten zügig mit geeignetem Rettungsmittel (Hubschrauber) in eine geeignete Klinik bringen, am besten in ein Zentrum mit der Möglichkeit der Wiederanwärmung über eine Herz-Lungen-Maschine.
- **❗ _Cave:_** Keinesfalls sollte eine Wiedererwärmung mit heißem Wasser (Wärmflasche) oder warmen Gegenständen unternommen werden. Hierbei entstehen häufig Verbrennungen der Haut oder Schockzustände.

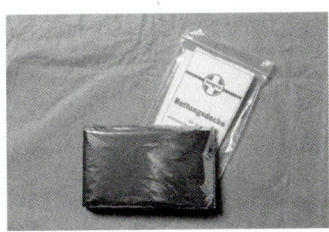

Abb. 135 Rettungsfolie und Rettungsdecke gegen weitere Auskühlung nicht nur bei unterkühlten Patienten verwenden!

■ Erweiterte Maßnahmen
- Zugang legen.
- Intubation und Beatmung mit 100% Sauerstoff.
- Effektive mechanische Herzdruckmassage.
- Adrenalin (versuchsweise).
- Ein vorhandener oder hergestellter Minimalkreislauf mit extremer Bradykardie reicht oft aus, um das unterkühlte Gehirn zu schützen (insbesondere bei Kindern).
- Körperkern-Temperaturmessung mit Spezialthermometer (Normale Fieberthermometer messen nicht tief genug. Infrarot-Ohrthermometer eignen sich sehr gut).
- Voranmeldung in der Klinik.

3.11 Ertrinkungsunfall

Ertrinken ist speziell bei Kindern und jungen Erwachsenen ein relativ häufiger Notfall. Kleine Kinder können in unglaublich kleinen Mengen Wasser ertrinken (Badewanne, kleine Teiche mit kaum 20 cm Wasserhöhe, Eimer, sogar in einer Pfütze). Daher sind Aufmerksamkeit und Prävention so wichtig: Gefahrenquellen müssen früh erkannt und unbedingt beseitigt werden!

Weitere typische Ertrinkungsunfälle sind **Kopfsprung in zu flaches Wasser** (Vorsicht: fast immer ist auch die HWS verletzt!) und **Einbrechen in Eis.**

! *Cave:* Die Unterkühlung führt zwar einerseits zum schnelleren Untergehen, andererseits verbessern sich durch die erniedrigte Körpertemperatur die Chancen für einen Reanimationserfolg. Darum sollten Wiederbelebungsversuche bei Ertrinkungsunfällen nicht zu früh aufgegeben werden. Auch hier gilt wieder „No one is dead until he is warm and dead!"

■ Einteilung
- **Primäres Ertrinken:** Ertrinken mit Aspiration von Wasser und evtl. Erbrochenem (80 – 85 % der Fälle) oder trockenes Ertrinken mit Atemstillstand durch Laryngospasmus (10 – 15 %).
- **Sekundäres Ertrinken:** Atem- und Kreislaufversagen nach erfolgreicher Wiederbelebung als Folge von Hypoxie (Lungenödem, Hirnschädigung, Herzversagen) und Aspiration (Pneumonie, Sepsis).

■ Symptome – Phasen des Ertrinkens
- Inspiration durch Kältereiz im Wasser (dadurch evtl. Laryngospasmus).
- Panik.
- Apnoe (ca. 30 – 60 Sekunden).
- Verschlucken von Wasser, nachfolgend Erbrechen und Aspiration.
- Krampfartige Exspiration.
- Schnappatmungsphase.
- Krämpfe.
- Apnoe.
- Terminale Atemexkursionen.
- Kreislaufstillstand.

■ Basismaßnahmen

- Patienten schonend aus dem Wasser retten (auf Eigenschutz achten!). Ist der Patient unterkühlt, horizontale Kippbewegungen bei der Rettung vermeiden (Kopf tief, Beine hoch, Schräglage des Tragetuchs oder der Trage)! Vorsicht: Kammerflimmern ist durch Rückfluss von kaltem Blut zum Herzen möglich.
- Bei V.a. HWS-Verletzungen entsprechende Schutzmaßnahmen treffen (Stiffneck, leichter Zug in der Längsachse).
- Weitere Wärmeverluste vermeiden: Nasse Kleidung ausziehen, beheizten Raum aufsuchen, Patienten mit Decken und Rettungsfolien vor weiterer Auskühlung schützen.
- Keine aktiven Wiedererwärmungsmaßnahmen durchführen. Keine heißen Getränke, keine Wärmflasche: es besteht Verbrennungs- und Schockgefahr!
- Vitalfunktionen kontrollieren:
  - Atmet der Patient noch selbst (Beinahe-Ertrinken): Sauerstoff mit hohem Fluss (10–15 l/min) mit Sonde oder Maske vor Nase/Mund des Patienten halten, Atemwege freihalten, Wärmeverlust vermeiden, Vitalfunktionen engmaschig überwachen und in jedem Fall den Patienten stationär einweisen.
  - Bewusstloser Patient mit Kreislaufstillstand: Sofort Reanimation beginnen mit 100% Sauerstoff!
  - Patienten rasch in die Klinik transportieren, auch unter laufender Reanimation.

! *Tipp:* Die Entfernung von Wasser aus den Atemwegen ist uneffektiv und kostet nur Zeit. Kleine Kinder können kurz an den Beinen hochgehalten werden, aber wirklich nur kurz. Eventuell Absaugen des Magens erwägen, dieser ist oft mit verschlucktem Wasser gefüllt.

3.12 Vergiftungen

Vergiftung ist die schädigende Einwirkung eines chemischen, pflanzlichen oder sonstigen Stoffes auf den Körper. Giftstoffe können über den **Verdauungstrakt**, über die **Lungen** (z. B. Stickgase) oder über die **Haut** aufgenommen werden (Kontaktgifte). In der Mehrzahl der Fälle handelt es sich, von Kindern abgesehen, um eine absichtliche (suizidale) Einnahme der Stoffe. Hierbei stehen Alkohol und Medikamente im Vordergrund, vor allem Sedativa und Psychopharmaka. Neben der Eigen- und Fremdanamnese muss auch die Umgebung abgesucht werden: Giftreste, leere Medikamentenschachteln usw. sollten für die Untersuchungen in der Klinik aufgehoben werden.

■ Symptome
Die Diagnose einer Vergiftung ist oft schwierig, denn nur wenige Vergiftungen äußern sich durch typische Symptome. Entscheidend ist daher, besonders bei Bewusstseinsstörungen ohne vorangegangenes Trauma **an eine Vergiftung zu denken**!
- Allgemeinsymptome sehr unspezifisch.
- Bewusstseinsstörungen jeder Art.
- Atemstörungen (Zyanose).
- Gastrointestinale Symptome (Übelkeit, Erbrechen, Durchfall).
- Herz-Kreislauf-Symptome (Herzrhythmusstörungen, Blutdruckabfall).
- Schmerzen.

■ Basismaßnahmen
Je nach Art des aufgenommenen Giftes unterscheidet sich das therapeutische Vorgehen erheblich. Daher können hier nur einige grundsätzliche Maßnahmen besprochen werden.
- Notarzt rufen.
- Eigensicherung nicht vergessen (Kontaktgifte/Gase).
- Vitalfunktionen sichern und überprüfen.
- Bei **Verätzungen** (Laugen/Säuren) Kontaktstellen sofort intensiv und lange mit Wasser spülen.
- Erbrechen provozieren, aber **nicht** bei Säuren- und Laugenvergiftung oder bei bewusstseinsgestörten Patienten!
- Erbrochenes und evtl. Giftreste für die toxikologische Untersuchung in der Klinik mitnehmen.
- Aktivkohle zur Verhinderung einer Giftresorption im Darm geben.
- Rücksprache mit einer Giftzentrale. Dort erhält man schnell weitere Informationen.

Tabelle 7   Giftinformationszentralen

Ort	Vorwahl	Telefon	FAX
Berlin	030	19240 oder 4505 – 3555 oder 4505 – 3565	32680 – 799
Bonn	0228	287 – 32111 oder 287 – 3333	287 – 3314
Erfurt	0361	730 – 730	730 – 7317
Freiburg	0761	19240 oder 270 – 4361	270 – 4457
GIZ Nord (Göttingen)	0551	19240 oder 38 – 3180	383 – 1881
Homburg/Saar	06841	19240 oder 16 – 2257 oder 16 – 2846	16 – 4017
Mainz	06131	19240 oder 232 – 466 oder 232 – 467	**176 – 605**
München	089	19240 oder 4140 – 22111	4140 – 2467
Nürnberg	0911	398 – 2451	398 – 2205
Wien	0043-(0)-1	40643433	44 – 00422525
Zürich	0041-(0)-1	251 – 51511	252 – 88333

Internet-Adressen:
1 www.giftinfo.de
2 www.giftnotruf.de

■ Erweiterte Maßnahmen

- Venösen Zugang legen, Blutentnahme für toxikologische Untersuchung.
- Atmungs- und Kreislaufstörungen therapieren.
- Bei deutlicher Bewusstseinseinschränkung mit Verlust der Schutzreflexe (Aspirationsgefahr!) oder Hypoxie (z. B. bei Kohlenmonoxidvergiftung) Patienten intubieren und beatmen.
- Magen nach erfolgter Intubation spülen, Spülflüssigkeit aufbewahren und in die Klinik mitnehmen.
- Eventuell Antidot nach Angaben der Giftzentrale geben.

3.13 Trauma

3

🔲 *Hinweis:* Die gekonnte Versorgung eines polytraumatisierten Patienten gehört zu den sehr schwierigen Aufgaben in der Notfallmedizin. In diesem Rahmen soll nur auf die ersten Maßnahmen eingegangen werden.

◼ Definitionen

- **Trauma:** Von außen zugeführte Verletzungen unterschiedlicher Art und Schwere.
- **Polytrauma**: Mehrere gleichzeitig entstandene Verletzungen, wobei mindestens eine Verletzung oder die Kombination der Verletzungen lebensbedrohlich ist.

◼ Grundsätzliche Hinweise

Unfälle sind die häufigste Todesursache bei Menschen zwischen 16 und 40 Jahren. Akut lebensbedrohlich sind Verletzungen des Schädels und Gehirns (Schädel-Hirn-Trauma) und der inneren Organe in Brust- und Bauchraum. Besonders bei mehreren Verletzungen ist es wichtig, nichts zu übersehen. Häufig wird man von einer dramatisch erscheinenden, aber eigentlich weniger schlimmen Verletzung (z. B. spritzende Blutung, Verbrennung oder Verletzungen im Gesicht) von der wirklich lebensbedrohlichen Verletzung **abgelenkt**.

🔲 *Cave:* Daher muss bei jedem Trauma immer der ganze Körper untersucht werden.

Die **präklinische Diagnostik** richtet sich vorrangig auf die Art und Schwere der Verletzungen und die Feststellung des Unfallmechanismus aus, die **Therapie am Unfallort** beschränkt sich auf die Stabilisierung und Erhaltung der Vitalfunktionen, um den Patienten sicher in eine geeignete Klinik transportieren zu können. Großen Zeitverlust dabei unbedingt vermeiden! Viele Informationen von der Unfallstelle und den ersten Minuten der Versorgung sind sehr wichtig und sollten dokumentiert werden. Oft ist der Ersthelfer der wichtigste Zeuge!

Folgende Angaben sind besonders wichtig und müssen gleich am Unfallort erfasst werden, weil sie im Nachhinein oft nicht mehr rekonstruierbar sind:

- (Möglicher) Unfallhergang.
- Anfängliche Bewusstseinslage des Patienten.
- Extremitätenbeweglichkeit und Schmerzangaben, Verlauf des Zustandes bis zum Transportbeginn.

■ **Basismaßnahmen**

- Notarzt rufen.
- Überblick über Situation und Verletzungsmuster verschaffen.
- **Selbstschutz beachten**, z. B. Brandgefahr abschätzen, ausströmende Gase oder Flüssigkeiten erkennen, Unfallstelle absichern.
- Zahl der Verletzten, die Art und Schwere der Verletzungen ermitteln.
- **❗ Tipp:** Frühzeitig weitere Rettungsmittel anfordern (nachalarmieren).
- Opfer aus der Gefahrenzone retten (Selbstschutz beachten!).
- Bewusstseinslage erfassen und Verlauf beobachten (z. B. Glasgow Coma Scale). Glasgow-Coma-Scale (s. Tab. 8): Skala zur einfachen und schnellen Beurteilung des neurologischen Zustandes. Es müssen dabei nur Augenbewegungen, verbale und motorische Reaktionen untersucht werden. Je Kategorie gibt es Punkte, die dann addiert werden. Die maximale Punktzahl ist 15, die minimale 3. Besonders gut zur Beschreibung des zeitlichen Verlaufs einer Bewusstseinsstörung geeignet.
- Patienten vollständig entkleiden und auf Begleitverletzungen untersuchen.
- Weiteren Wärmeverlust verhindern.

Tabelle 8   Glasgow-Coma-Scale

Augenöffnen	beste verbale Reaktion	beste motorische Reaktion
4 = spontan	5 = orientiert	6 = befolgt Aufforderungen
3 = auf Ansprache	4 = verwirrt	5 = gezielte Abwehr auf Schmerzreiz
2 = auf Schmerzreiz	3 = Wortsalat: grammatikalisch richtig, aber unzusammenhängend	4 = ungezieltes Wegziehen auf Schmerzreiz
1 = kein	2 = unverständliche Laute	3 = pathologische Beugebewegungen
	1 = keine	2 = Streckbewegungen
		1 = keine
Punkte A:	*Punkte V:*	*Punkte M:*
		Summe:

- Ständig Bewusstsein, Kreislauf und Atemverhältnisse auf Veränderungen beobachten, dokumentieren!
- Vitalparameter kontrollieren. Bei Atem- und Kreislaufstillstand sofort mit der Reanimation beginnen.
- Wache Patienten möglichst bequem lagern.
- Bewusstlose Patienten in stabile Seitenlage bringen, falls man sich nicht direkt um sie kümmern kann (mehrere Verletzte).
- Sauerstoff geben.
- Starke Blutungen mit einem Druckverband stillen, übrige Wunden steril abdecken.

■ Erweiterte Maßnahmen

- Weiterhin engmaschig Vitalparameter kontrollieren.
- Mehrere großlumige Venenzugänge legen.
- Schnell Volumen geben (Ringer und Kolloide im Schuss).
- Im Zweifel immer Halswirbelsäule mit „Stiffneck" immobilisieren, verletzte Extremitäten mit Vakuummatratze und Luftkammerschienen ruhig stellen.

  ❗ Tipp: Angelegte Wirbelsäulen- oder Extremitätenschienungen haben Signalfunktion für die Weiterversorgenden: „Vorsicht, Trauma!" und sollten erst nach der Diagnostik in der Klinik entfernt werden.

- Analgetika und Sedativa geben, eventuell Narkoseeinleitung und Intubation vorbereiten. Bei notwendiger Intubation Stiffneck möglichst nicht abnehmen, sondern mit immobilisierter HWS intubieren. Alternative: Helfer hält die HWS des Patienten während der Intubation unter leichtem Längszug.

  ❗ Tipp: Eine Intubation sollte bei Polytraumatisierten zur optimalen Sauerstoffversorgung und Schockvorbeugung frühzeitig durchgeführt werden.

- Bei **V. a. Pneumothorax** (einseitige Atemgeräusche bei der Auskultation, Schachtelton bei der Perkussion) oder Spannungspneumothorax **Thoraxdrainage** anlegen. Ein unbehandelter Spannungspneumothorax ist akut lebensbedrohlich! Es kommt zur dramatischen hämodynamischen Verschlechterung und Hypoxie bis hin zum therapierefraktären Kreislaufstillstand!

- Da eine definitive Versorgung des Patienten nur in der Klinik möglich ist, raschen Transport anstreben. Wichtig ist außerdem die frühzeitige Voranmeldung in der aufnehmenden Klinik, damit eine lückenlose qualifizierte Versorgung gewährleistet ist.

3.14 Geburt

Die überraschende Geburt außerhalb der Klinik verläuft häufig kom-
plikationslos. Bei fortgeschrittener Geburt sollte kein Versuch unternommen werden, den Fortgang der Geburt aufzuhalten. Eine Geburt
ist dann als fortgeschritten zu bezeichnen, wenn die Frau spontanen
Pressdrang verspürt, das vorangehende Teil der kindliche Kopf ist und
dieser während einer Wehe bereits in der Scheide zu sehen ist. Es
kommt dann darauf an, die Schwangere bei der spontanen Geburt zu
unterstützen.

    Falls bei der überraschenden Geburt ohne Hilfsmittel und ohne die
Möglichkeit zum raschen qualifizierten Transport in die Klinik ir-
gendwelche Komplikationen auftreten, könnte auch ein Erfahrener in
dieser akuten Situation nicht viel tun.

3

■ Geburtsphasen
- **Normaler Geburtsbeginn:**
  - Regelmäßige Wehen alle 5 – 10 Minuten, Dauer jeweils ca. 30
    Sekunden.
  - Blasensprung (Abgang von Fruchtwasser aus der Scheide).
  - Blut- und Schleimabgang aus der Scheide („Zeichnen").
- **Eröffnungsphase:** Von der 1. Wehe bis zur vollständigen Öffnung
  des Muttermundes. Dauer bei Erstgebärenden zwischen 5 und 20
  Stunden, bei Mehrfachgebärenden Minuten bis Stunden.
- **Austreibungsphase:** Öffnung des Muttermundes bis zur erfolgten
  Geburt. Dauer bei Erstgebärenden in der Regel maximal 1 Stunde,
  bei Mehrfachgebärenden oft nur zehn Minuten.

■ Basismaßnahmen
- Notarzt rufen.
- Mutter und weitere Angehörige beruhigen.
- Mutter zur Schwangerschaft (Einlings-/Mehrlingsschwanger-
  schaft?) und zum bisherigen Verlauf befragen.
- Mutterpass für zusätzliche Informationen durchsehen und in die
  Klinik mitnehmen:
  - Bisherige Schwangerschaftsuntersuchungen?
  - Vorerkrankungen der Mutter?
  - Frühere Schwangerschaften?
  - Komplikationen?
- Vitalfunktionen überprüfen (Bewusstsein, Atmung, Kreislauf).
- Mutter in leichter **Linksseitenlage** hinlegen lassen, sie soll nicht
  umherlaufen! Die leichte Linksseitenlage entlastet den Druck des
  Uterus auf die Vena cava und verbessert über einen stärkeren

Rückfluss des Blutes zum Herzen auch die Blutversorgung des Kindes.

- Wenn vorhanden, Material für die Geburt bereitlegen: Sterile Unterlage, sterile Handschuhe, sterile Kompressen (für den Dammschutz), Mundsauger zum Absaugen des Neugeborenen, sterile Schere, Nabelklemmen (fürs Abnabeln), saubere, trockene, möglichst vorgewärmte Handtücher zum Einhüllen des Neugeborenen.

3

■ Erweiterte Maßnahmen

- Venösen Zugang legen, Infusion von isotoner Elektrolytlösung 500–1000 ml (wichtig ist der kurzfristige Volumenersatz!).
- Bewusstsein, Puls und Blutdruck ständig überwachen.
- **Dammschutz** mit sterilen Handschuhen: Eine Hand liegt flach auf der Dammregion unterhalb des Scheideneingangs, die andere Hand legt sich auf das kindliche Köpfchen, um das Herausschnellen des Kopfes zu verhindern. Sonst besteht die Gefahr der Verletzung und der kindlichen Hirnblutung.
- Nach Hervortreten des kindlichen Kopfes in der Scheide beide Hände vorsichtig an den kindlichen Scheitel legen.
- Mutter zum Mitpressen auffordern, obere Schultern bis zum kindlichen Oberarm herauskommen lassen (kindlicher Kopf zeigt nach unten).
- Zeigefinger in die Achselhöhle der ausgetretenen Schulter legen und leicht in verlängerter Beckenführungsachse in Richtung auf das Schambein hochziehen, der restliche Kindskörper rutscht schnell heraus. Vorsicht: Abfangen, sonst besteht Verletzungsgefahr!
- Zeitpunkt der vollständigen Kindsentwicklung dokumentieren, gilt als Geburtszeitpunkt.

■ Erstversorgung des Kindes

- Nasen-Rachen-Raum absaugen.
- Sauerstoff vorhalten.
- Nabelklemmen setzen: Ca. 30 cm ab kindlichem Bauchnabel in ca. 2 cm Abstand voneinander.
- Nabelschnur zwischen den Klemmen durchtrennen.
- Kind seitlich auf den mütterlichen Bauch legen.
- Puls und Blutdruck der Mutter überwachen.
- Hautfarbe, Atmung und Bewegungen des Kindes beobachten.
- In der Regel erfolgt die Plazentalösung spontan etwa 10–30 Minuten nach der Geburt. Die Plazenta sollte verpackt in die Klinik mitgenommen werden, damit sie dort auf Vollständigkeit überprüft werden kann.

■ Komplikationen vor Geburtsbeginn

Blutungen s. S. 143.

- **Vorzeitiger Blasensprung:** Spontanriss der Eihäute mit Fruchtwasseraustritt vor Beginn der Wehentätigkeit. Risiken: Frühgeburt, wenn der vorzeitige Blasensprung vor Beginn der 38. SSW auftritt, Infektion, Nabelschnurvorfall in den Geburtskanal mit Gefahr der Nabelschnurkompression.
- **Nabelschnurvorfall:** Diagnose: Pulsierendes Gebilde, das vor dem vorangehenden Kindsteil zu erkennen oder bei vaginaler Untersuchung (durch den Arzt) zu tasten ist.
  - Notarzt rufen.
  - In leichter Linksseitenlage Becken hochlagern.
  - Wenn Kindsteile im Scheideneingang sichtbar sind, das Kind vorsichtig zurückdrängen (sterile Handschuhe).
  - Medikamente zur Wehenhemmung geben, da sonst die Gefahr weiterer Nabelschnurkompression besteht.
  - Schnellen Transport in die Klinik mit Voranmeldung zur Schnittentbindung veranlassen.
- **Uterusruptur:** Großflächiger Einriss des Uterus, z. B. nach vorangegangenem Kaiserschnitt („Narbenruptur") oder nach Trauma. Symptome:
  - Bei Narbenrupturen ist eine „stille", d. h. schmerzlose Uterusruptur möglich.
  - Plötzliches Nachlassen der Wehentätigkeit („Erleichterung"), danach plötzlich akuter abdomineller Vernichtungsschmerz.
  - Schockzeichen.
  - **Maßnahmen:** Großlumigen venösen Zugang legen, **Volumen** geben. Patientin zügig in geeignete Klinik transportieren, Voranmeldung!

■ Nachgeburtsblutung (atone Nachblutung)

Kontrahiert sich der leere Uterus nach der Geburt nicht gut, kann es aus verbliebenen Resten der Plazenta oder Gefäßen der Uteruswand zu starken, auch lebensbedrohlichen Blutungen kommen. Bei massiver anhaltender Blutung aus der Scheide oder bei Uterusruptur kann der Blutverlust einzig durch Kompression der Aorta reduziert werden. Dabei drückt man den gestreckten Arm mit der Faust mit aller Kraft in den Mittelbauch, etwas linksseitig der Mittellinie. Diese Position muss bis zur Ankunft im Klinik-OP aufrechterhalten werden. Ist die Patientin wach und ansprechbar, muss man ihr diese schmerzhafte Maßnahme erklären. Sie ist die einzige Rettung vor dem Verbluten!

- **Symptome:** Mäßige, aber auch massive vaginale Blutung möglich. Auch nach Blutungsstillstand ist wieder eine plötzliche massive Blutung möglich.

- **Maßnahmen:**
  - Großlumigen venösen Zugang legen, Volumen geben.
  - Blutung durch Uterotonikum hemmen: Oxytocininfusion, Sekalepräparate, z. B. Gabe von Methergin, um ein Zusammenziehen des Uterus zu fördern. Evtl. Uterus durch Bauchpresse ausdrücken lassen oder manuell durch Créde-Handgriffausdrücken (dabei den Uterus von außen durch die Bauchdecke umgreifen, wobei der Daumen die Vorderwand tastet, die übrigen Finger die Hinterwand des Uterus halten). Dann den Uterus zum Geburtskanal hin ausdrücken.
  - Patientin schonend in geeignete Klinik transportieren, Voranmeldung!

3.15 Blutungen und Komplikationen in der Schwangerschaft

Blutungskomplikationen sind prinzipiell in allen Phasen der Schwangerschaft, der Geburt und auch nach der Geburt möglich! Sie bedeuten meist eine ernste Gefahr sowohl für die Mutter (Verblutungsschock) als auch für das Kind (Verbluten, Sauerstoffmangel). Die erkennbare Blutungsstärke gibt die tatsächliche Stärke der Blutung oft falsch wieder, weil sich ein großer Teil des Blutes im Körperinneren sammeln kann, bevor die Blutung nach außen sichtbar wird. So kann eine Schwangerschaftsblutung erst durch **Zeichen des hämorrhagischen Schocks** auffällig werden (Blässe, Kaltschweiß, Tachykardie, evtl. Blutdruckabfall). Wegen des erhöhten Blutvolumens in der Schwangerschaft und der oft gesunden Ausgangslage der jungen Patientinnen kann der Blutdruck zunächst noch normal sein!

! *Cave:* Plötzliche Blutdruckabfälle!

■ Ursachen für Blutungen
- Abort (Fehlgeburt).
- Eileiterschwangerschaft.
- Vorzeitige Plazentalösung/Placenta praevia.
- Verletzungen, kriminelle Delikte.
- Tumoren in der Schwangerschaft.

■ Eileiterriss
Kommt in der Frühschwangerschaft vor.
- **Symptome:**
  - Akuter, stechender Schmerz.
  - Brettharter Bauch, einseitiger Druckschmerz.
  - Leichte bis mäßige vaginale Blutung.
  - Angst, Kollapsneigung.
  - Schock als Folge von Blutung und Schmerz.
- **Maßnahmen:**
  - Patientin lagern (s. Abb. 136).

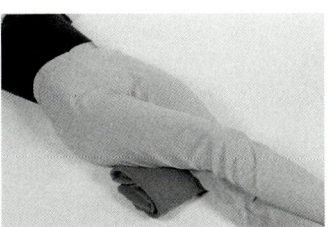

Abb. 136 Lagerung bei vaginalen Blutungen: Die übereinander geschlagenen Beine können die Blutung reduzieren und machen Nachblutungen früher sichtbar.

– Großlumigen venösen Zugang legen, Volumen geben.
– Patientin **zügig** in geeignete Klinik transportieren.

■ Eileiterschwangerschaft (Extrauteringravidität = EUG)

Kommt ebenfalls in der Frühschwangerschaft vor.

● **Symptome** (nehmen langsam an Intensität zu): Blässe, **leichter Schmerz**, evtl. in die Schulter ausstrahlend. Reißt der Eileiter, kann es zu plötzlichen Schmerzen und starker Blutung kommen. Schock als Folge der Blutung.

● **Maßnahmen:**
  – Patientin lagern, wie in der Abb. beschrieben.
  – Großlumigen venösen Zugang legen, Volumen geben.
  – Patientin **zügig** in geeignete Klinik transportieren.

■ Drohende Frühgeburt

Komplikation vor der 34. SSW.

● **Symptome:** Geringe Blutung, regelmäßige Uteruskontraktionen.
● **Maßnahmen:**
  – Großlumigen venösen Zugang legen, Volumen geben.
  – Medikamente zur Wehenhemmung geben, z. B. Fenoterol $10 – 50 \mu g$ i. v. oder 2 – 3 Hübe Fenoterolspray.
  – Patientin **zügig** in geeignete Klinik transportieren.

■ Placenta praevia

Komplikation in der 34. bis 38. SSW. Eine Placenta praevia ist für 10 – 15 % der Blutungen im letzten Schwangerschaftsdrittel verantwortlich. Dabei liegt die Plazenta atypisch im unteren Teil des Uterus, teilweise sogar von innen über dem Muttermund (die Plazenta liegt normalerweise an der Hinterwand des Uterus). Plazenta und Uteruswand verschieben sich gegeneinander, so dass es in den Abscherungsbereichen zu Gefäßeinrissen mit Blutungen aus dem mütterlichen und fetalen Kreislaufsystem kommen kann. Es kommt zur Blutung nach innen, nach außen erscheint die Blutung möglicherweise nur leicht oder ist gar nicht sichtbar!

■ *Cave:* Eine massive Blutung (auch nach außen) ist immer möglich!

● **Symptome:**
  – Fehlende, aber auch massive, plötzliche vaginale Blutung.
  – Typischerweise **kein Schmerz**!
  – Keine Uteruskontraktionen, der Uterus ist weich.
● **Maßnahmen:**
  – Großlumigen venösen Zugang legen, Volumen geben.
  – Keinesfalls vaginale Untersuchung durchführen. Jede Manipulation kann eine massive Blutung auslösen!

– Patientin äußerst schonend, aber zügig in geeignete Klinik transportieren, Voranmeldung in der Klinik (**Kaiserschnittbereitschaft!**).

■ Vorzeitige Plazentalösung

Komplikation in der 34. bis 38. SSW. Die vorzeitige Plazentalösung ist für 20–25 % der Blutungen im letzten Schwangerschaftsdrittel verantwortlich. Dabei reißt die normal sitzende Plazenta ganz oder teilweise von der Uteruswand ab.

● **Ursachen:**
   – Trauma (Sturz, Stoß).
   – Starke Blutdruckschwankungen: EPH-Gestose oder Präeklampsie (ein durch die Schwangerschaft ausgelöstes Krankheitsbild mit Hypertonie, zusätzlich teilweise Proteinurie und Ödemen, das lebensbedrohliche Krampfzustände auslösen kann).
   – Gefäßschäden, z. B. bei Diabetes mellitus.
   – Plötzlicher Druckabfall im Uterus (z. B. durch Geburt eines Zwillings oder nach Punktion eines Hydramnions).
● **Symptome:**
   – Plötzlicher, starker Schmerz.
   – Fehlende bis mäßige Blutung (evtl. **Blutung nach innen**!).
   – Schmerzhafte Dauerkontraktionen → brettharter Bauch („**Holzuterus**" durch Blut und Kontraktion).
● **Maßnahmen:**
   – Großlumigen venösen Zugang legen, Volumen geben.
   – **Nur bei vorhandenen Wehen:** Medikamente zur Wehenhemmung geben, z. B. Fenoterol 10–50 µg i. v. oder 2–3 Hübe Fenoterolspray.
      ❚ *Cave:* Keine Wehenhemmung beim „Holzuterus" (= Dauerkontraktion). Der Uterus würde durch die Wehenhemmung weich, dadurch könnte sich die Blutung massiv verstärken, es besteht dann Verblutungsgefahr!
   – Patientin schonend, aber zügig in geeignete Klinik transportieren, Voranmeldung.

❚ *Merke:* Typische Unterschiede zwischen Placenta praevia (schmerzlos, weicher Uterus) und vorzeitiger Plazentalösung (starker Schmerz und harter Uterus bis hin zur Dauerkontraktion)!

3

■ **Aorto-kavales Kompressionssyndrom**

Generell besteht bei Schwangeren in Rückenlage immer die Gefahr des Aorto-kavalen Kompressionssyndroms: In Rückenlage drückt die Gebärmutter mit dem Kind auf die Aorta und die untere Hohlvene (verläuft nahe der Wirbelsäule in der rechten Körperhälfte): Einerseits wird dadurch der arterielle Blutstrom zur Plazenta abgedrückt (Minderversorgung des Kindes), andererseits verringert sich auch der venöse Rückfluss von Blut zum mütterlichen Herzen, so dass bei der Mutter ein **abrupter Blutdruckabfall bis hin zur Bewusstlosigkeit** die Folge sein kann.

● **Maßnahmen:**
 – **Lagerung:** Die Schwangere zur Entlastung der unteren Hohlvene mit einem Kissen in leichte **Linksseitenlage (ca. 15°)** bringen und so auch transportieren. Arme und Beine stabil und bequem lagern. Je nach Situation kann die Patientin in dieser Position in die Kopftieflage gebracht werden oder mit dem Becken hoch gelagert werden.
 – Immer Notarzt rufen!
 – Patientin und Angehörige beruhigen.
 – Patientin in Schocklage bringen.
   ■ *Cave*: Auch in Kopftieflage 15°-Linksseitenlagerung beibehalten!
 – Sauerstoff über Nasensonde oder Maske geben, ungefähr 4 – 6 l/Minute.
 – Bewusstsein, Puls und Blutdruck engmaschig überwachen.
 – Ausgestoßenes Material aufbewahren, sauber einpacken und in die Klinik mitnehmen (Blutkoagel, Gewebsteile, blutige Binden/Vorlagen).

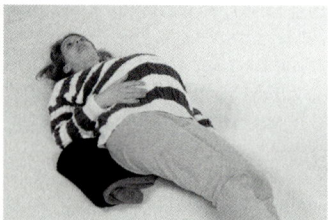

Abb. 137 Linksseitenlage bei Schwangeren: Durch Unterpolsterung der rechten Körperhälfte die Patientin in leichte Linksseitenlage bringen (Entlastung der Vena cava).

4 Notfälle im Kindesalter

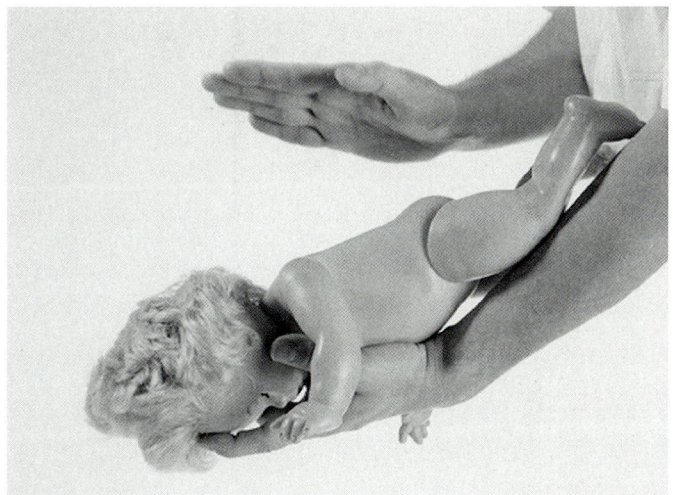

4.1 Wichtige Hinweise und Grundlagen

◼ Ursachen von Notfällen im Kindesalter

Generell ist bei Kindern eher mit eigentlich gesunden Patienten zu rechnen; typische chronische Erkrankungen des Erwachsenenalters fehlen weitgehend. Kindernotfälle werden den Helfern oft sehr panisch und dramatisch von Eltern oder Augenzeugen geschildert. Häufig lautet die Notfallmeldung für den Rettungsdienst „Kind atmet nicht mehr" oder „Kind ist blitzeblau". Bei dieser Beschreibung ist die Unterscheidung der möglichen Ursachen stets schwierig, weil sich die große Mehrzahl der Notfälle im Kindesalter auf gleiche Weise darstellen können:

- **Herzerkrankungen** im Kindesalter sind möglich, ohne entsprechende Vorgeschichte aber insgesamt meist unwahrscheinlich. Dafür spielen **Störungen der Atmung**, insbesondere bei sehr kleinen Kindern, eine wesentliche Rolle. Ungefähr 40% der Notfälle entstehen aus **Krampfanfällen**. Gemeinsam ist diesen unterschiedlichen Notfällen häufig der Hilferuf: „Mein Kind ist ganz blau und atmet nicht mehr!"

❗ Cave: Kinder haben eine bessere Erholungsfähigkeit als Erwachsene, verschlechtern sich in ihrem Zustand bei inadäquater Therapie aber auch viel schneller.

Die Dramatik der Notfallsituation ist bei Beteiligung von Kindern meist enorm: völlig aufgelöste bis panische Eltern, Retter, die Angst vor dem „Kindernotfall" haben und zuletzt das schreiende Kind, das für entsprechende, dem überlegten Handeln hinderliche Hintergrundgeräusche sorgt.

- Ein Kind, das laut schreit, beweist, dass es atmet und einen ausreichenden Puls/Blutdruck hat.
- **Besondere Aufmerksamkeit** erfordert das **ruhige, stille Kind**: Der „scheinbare Friede", den ein ruhiges Kind verbreitet, sollte keinesfalls als harmlos, sondern bis zum Beweis des Gegenteils als schwere lebensbedrohliche Störung eingeschätzt werden. Ein Kind, das nach einem Trauma (Sturz vom Klettergerüst, Autounfall) nicht schreit, sollte höchsten Alarm auslösen.
- Nach einem kurzen Überblick über die Gesamtsituation sollte man sich zunächst bewusst selbst beruhigen, dann die Eltern, und sich anschließend intensiv dem Kind zuwenden.

4

■ Basismaßnahmen

Folgende Maßnahmen sollten bei Kindern grundsätzlich absolute Priorität haben:

- Sicherung der Atemwege.
- Sauerstoffgabe.
- Überwachung der Oxygenierung.

Im Folgenden sollen nur einige typische kindliche Notfälle besprochen werden. Andere, auch im Kindesalter häufige Notfälle sind im allgemeinen Teil besprochen, z.B. Allergische Reaktion (S. 120), Ertrinken (S. 132) und Vergiftung (S. 134).

Reanimationsmaßnahmen bei Kindern sind in den Kapiteln der grundlegenden und erweiterten Maßnahmen abgehandelt (S. 58 und 102 ff). Zusätzliche Informationen gibt die Medikamententabelle S. 186.

■ Hinweis zum Legen eines Zugangs beim Kind

Das Legen eines Zugangs ist auch für Erfahrene ein häufiges Problem bei der Versorgung von Kindernotfällen. Ist das Kind schwer krank, sollte das rasche Anlegen eines intraossären Zuganges erwogen werden (S. 104, venöser Zugang s.S. 103). Der intraossäre Zugang setzt sich zunehmend durch und sollte als Alternative immer in Erwägung gezogen werden. Keinesfalls sollte jedoch durch das Suchen eines Zugangsweges viel Zeit verloren gehen. Im Zweifel heißt es bei Kindern: „Scoop and run", also einladen und losfahren.

4.2 Aspiration von Fremdkörpern („Verschlucken")

Verschlucken ist ein relativ häufiger Notfall im Kindesalter. Besonders gefährlich sind Fremdkörper, die so klein sind, dass sie gerade durch den Kehlkopf (Stimmritze) passen. Dazu gehören Glasmurmeln, kleine Geldmünzen, v. a. aber auch Nüsse (Erdnüsse!).

Meist wird der Fremdkörper nach dem „Verschlucken" (es handelt sich ja eigentlich um eine Aspiration) wieder ausgehustet. Gelingt dies dem Kind nicht, besteht akute Lebensgefahr und es gilt zügig und konsequent, aber ruhig und überlegt vorzugehen.

■ Basismaßnahmen

- Notarzt rufen.
- Ruhe ausstrahlen und das Kind beruhigen.
- Das Kind nimmt normalerweise automatisch die Lage ein, in der es am besten Luft bekommt. Deshalb keinesfalls in eine andere Lage zwingen!
- Atemwege freimachen. In zwingenden Fällen muss man durch Schläge zwischen die Schulterblätter versuchen, den Fremdkörper zu mobilisieren, damit er ausgehustet werden kann (s. S. 30 und Abb. 138).
- Frühzeitig Sauerstoff mit hohem Fluss vorhalten (ca. 4 – 6 l/Min.).
  🔰 *Tipp:* Manchmal reicht die Luft, die am Fremdkörper vorbeigeatmet werden kann, aus, vor allem wenn das Kind angeleitet wird langsam und ruhig zu atmen. Atmet das Kind zu schnell und zu heftig, kann es durch Ansaugen des Fremdkörpers zur Verlegung der Atemwege kommen (Ventilmechanismus).
- Frühzeitig Klinik informieren, damit Team (Anästhesie, HNO) und Ausrüstung (Beatmung, Fiberoptik, Koniotomie, Tracheotomie) bereitstehen.

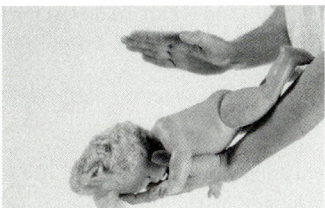

Abb. 138 Handgriff zur Fremdkörpermobilisation. Das Kind auf den Bauch auf dem Unterarm des Helfers legen. Dann mit der flachen Hand wohl dosiert zwischen die Schulterblätter schlagen.

4

4.3 Fieberkrampf

■ Grundlagen

Etwa 5 % aller Kinder erleiden einen Fieberkrampf vor dem Erreichen des Erwachsenenalters, in 30–40 % der Fälle treten Fieberkrämpfe wiederholt auf. Ausgelöst wird der Fieberkrampf vor allem durch virale Erkrankungen der Atemwege mit Fieber, seltener nach Impfungen und in Familien, in denen Fieberkrämpfe schon einmal aufgetreten sind (familiäre Disposition).

Bei Fieberkrämpfen sollte grundsätzlich der Notarzt gerufen werden. Als gefährliche Differenzialdiagnosen kommen entzündliche Erkrankungen des Gehirns (Enzephalitis, Meningitis) oder Epilepsie in Betracht, man muss aber auch an ein Schädel-Hirn-Trauma, einen zerebralen Sauerstoffmangel (Hypoxie) und an eine mögliche Vergiftung denken! Daher sollte ein Kind mit Fieberkrampf grundsätzlich ins Krankenhaus gebracht werden!

■ Symptome

- Der Fieberkrampf ist meist ein generalisierter tonisch-klonischer Anfall, der im Alter von 6 Monaten bis 5 Jahren bei deutlich erhöhter Körpertemperatur auftritt und in der Regel fünf bis zehn Minuten, selten bis zu 15 Minuten dauert.
- Tonusverlust oder Tonussteigerung der Muskulatur, nicht immer treten typische klonische Zuckungen auf.
- Starrer Blick, mitunter Blickwendung zur Seite.
- Unregelmäßige, oberflächliche Atmung, oft Lippenzyanose (daher Notfallmeldung „blaues Kind").

■ Basismaßnahmen

- Notarzt rufen.
- Kind und Eltern beruhigen und betreuen.
- Weichlagern des kindlichen Kopfes. Das Kind während des Anfalls nicht festhalten! Keinen Beißkeil verwenden (obsolet, erhöht die Gefahr der sekundären Verletzungen!).
- Sauerstoff vorhalten; Hirnstoffwechsel und Sauerstoffverbrauch sind beim krampfenden Kind erhöht!
- Fieber ist Trigger der Anfallsbereitschaft des Gehirns! Wenn die Temperatur > 38 °C liegt, fiebersenkende Zäpfchen geben (z. B. Paracetamol supp. 20–30 mg/kg Körpergewicht).

■ Erweiterte Maßnahmen

Bei unkomplizierten Fieberkrämpfen ist ein Transport in die Klinik in Seitenlage und mit Sauerstoffgabe meist ohne intravenösen Zugang möglich. Um eine Blutzuckerbestimmung kommt man aber nicht herum!

Bei länger andauernden Krampfanfällen oder Komplikationen:

- i. v.-Zugang.
- Blutzucker bestimmen (immer!).
- Bei einer Anfallsdauer > 2 Minuten oder bei wiederholtem Krampfanfall: Diazepam rectal (z. B. Diazepam Desitin 0,2 – 1 mg/kg): wird innerhalb von Sekunden resorbiert und unterbricht den Krampfanfall in 90% der Fälle.
- Bei i. v.-Zugang: Midazolam 0,1 – 0,2 mg/kg KG i. v. oder Diazepam 0,5 – 1 mg/kg KG i. v.
- Bei weiter bestehendem Krampf unter Benzodiazepin-Therapie oder bei Anfallsdauer > 10 Minuten: Antikonvulsiva geben (sollte nur vom Erfahrenen gemacht werden): je nach Alter des Kindes Phenobarbital 15 – 20 mg/kg KG i. v. (langsam geben, nicht mehr als 50 mg/Min.!) oder Phenytoin 15 – 20 mg/kg KG i. v. (langsam geben, nicht mehr als 1 mg/kg KG/Min.!).
- Transport in die Klinik (Sauerstoffgabe!).

4

4.4   Epiglottitis

■ Wichtige Hinweise

Die Unterscheidung zwischen Epiglottitis (Entzündung des Kehldeckels) und einem Pseudokrupp (siehe nächstes Kapitel, S. 156) ist oft schwierig. Bei beiden Erkrankungen zeigt sich ein Krankheitsbild, das häufig zu der Notfallmeldung führt: „Mein Kind droht zu ersticken!" Der echte „Krupp" ist eine entzündliche Kehlkopfverengung bei Diphtherie mit Atemnot, Pfeifgeräusch und bellendem Husten. Da der seltene „echte Krupp" eine ganz ähnliche Symptomatik besitzt, wie die häufigere kindliche Kehlkopfentzündung, wird diese als „Pseudokrupp" bezeichnet.

Der Pseudokrupp ist – je nach Ausprägung – von der Epiglottitis nicht leicht zu unterscheiden.

! *Cave:* Da die Epiglottitis wegen der Erstickungsgefahr oft akut lebensbedrohlich ist, sollte im Zweifel immer, auch wenn man eher einen Pseudokrupp vermutet, wie bei einer Epiglottitis vorgegangen werden!

Die Kehldeckelentzündung (Epiglottitis) ist meist durch Hämophilus influenzae-Bakterien vom Typ B hervorgerufen und stellt ein hochdramatisches, oft lebensbedrohliches Krankheitsbild dar. Durch Impfmaßnahmen (HIB-Impfung) konnte die Häufigkeit dieser Erkrankung mittlerweile aber sehr zurückgedrängt werden. Trotzdem: Immer dran denken!

■ Symptome

Die Symptome sind häufig nur unvollständig und in unterschiedlicher Ausprägung vorhanden.

- Akuter Krankheitsbeginn mit Halsschmerz.
- Kind wirkt schwerstkrank, das Bewusstsein ist erhalten.
- Kind atmet schnell, hörbarer Stridor.
- Kind sitzt mit Oberkörper nach vorn gebeugt, Speichel läuft aus beiden Mundwinkeln, das Kinn wird vorgeschoben.
- Kind schluckt nicht und spricht nicht, dies ist Ausdruck des Vermeidens der starken Schmerzen bei jeder Bewegung des Kehlkopfes!

    ! *Cave:* Die früher als typisch beschriebene „kloßige Sprache" („hot potato voice") ist nicht feststellbar und soll keinesfalls erzwungen werden! Das Kind wird nicht sprechen!

■ Basismaßnahmen

- Notarzt rufen.
- **Keine unüberlegten aktiven Maßnahmen**, keine invasiven Maßnahmen: „so wenig wie möglich machen!"
- Kind und Mutter beruhigen, Mutter oder vertraute Person auf jeden Fall beim Kind lassen.
- Ruhe ausstrahlen (extrem wichtig!).
- Sauerstoff anbieten, z. B. durch Mutter vorhalten lassen.
- Kind in der Position belassen, in der es sein möchte! Keinesfalls zum Liegen zwingen!
- **Keinesfalls Racheninspektion!** Weiteres Zuschwellen und reflektorischer Herzstillstand sind möglich!

■ Erweiterte Maßnahmen

- Erst beatmen, wenn das Kind eintrübt (assistierte oder kontrollierte Maskenbeatmung mit Sauerstoff).
- Intubation möglichst vermeiden, ist technisch schwierig wegen der Schwellung, bei mehreren Versuchen besteht die Gefahr der Blutung, der Erstickung und des reflektorischen Herzstillstands!
- Schonender Transport in die Klinik. Voranmeldung zur eventuellen Bereitstellung des Epiglottitis-Notfall-Teams: Anästhesie, HNO, Kinderarzt.

■ *Im äußersten Notfall*, wenn keine Beatmung mehr möglich ist: Notkoniotomie (s. S. 89).

4

4.5 Pseudokrupp

■ Grundlagen

Die verengende Kehlkopfentzündung oder „stenosierende Laryngo-tracheitis" (= Pseudokrupp) tritt typischerweise bei Kleinkindern im 3.–6. Lebensjahr auf, oft abrupt in den Abendstunden oder aus dem Schlaf heraus. Auslöser sind bakterielle oder virale Infekte, daher sind Notfälle im Herbst und Winter häufiger.

In der Regel ist das Krankheitsbild nicht hochdramatisch und bedarf keiner erweiterten Therapie. Krankheiten mit ähnlichen Symptomen (z.B. Epiglottitis, Aspiration, Abszesse im Bereich der Mandeln oder der Zunge, allergische oder toxische Rachenschwellung, Verbrennungs- oder Inhalationstraumen oder – selten – Diphtherie) müssen aber immer ausgeschlossen werden! Im Zweifel sollte man so vorgehen wie bei der schlimmeren Diagnose (v.a. Epiglottitis). Deshalb sollte das Kind auf jeden Fall im Krankenhaus genauer untersucht werden.

■ Symptome

- Oft Heiserkeit und hörbare Verengung der Atemwege bei Einatmung (Stridor).
- Trockener, typischer „bellender" Reizhusten.
- Kind wirkt nicht schwerkrank.
- Bewusstsein ist erhalten, Blickkontakt mit dem Kind ist möglich.
- Fieber (oft, aber nicht immer vorhanden).
- Bei lebensbedrohlicher Zuspitzung: Einziehungen der Haut beim Einatmen (an den Nasenflügeln, am oberen Rand des Brustbeins [Jugulum], manchmal auch zwischen den Rippen), blaue Lippen (Zyanose), schneller Puls (Tachykardie).

■ Basismaßnahmen

- Notarzt rufen.
- Kind und Mutter beruhigen.
- Mutter oder vertraute Person beim Kind lassen.
- Ruhe ausstrahlen.
- Evtl. frische Luft, anfeuchten (Fenster auf, heißes Wasser laufen lassen).
- Sauerstoff anbieten, z.B. durch Mutter vorhalten lassen.
- Solange das Kind stabil ist: Keine Maßnahmen, sondern Transport ins Krankenhaus in Begleitung z.B. der Mutter.

■ **Erweiterte Maßnahmen**

- Bei allergischem Geschehen: Gabe von Kortisonzäpfchen (z.B. Rectodelt) erwägen. Die Wirkung tritt aber erst nach einer halben Stunde ein.
- Evtl. Adrenalin vernebeln, wenn möglich mittels Vernebler, sonst 1 mg pro 10 kg KG in 10 ml NaCl 0,9 % verdünnen, dann in einen Beatmungsfilter einspritzen und diesen mit hohem Sauerstoffdurchfluss (Kinder 3 – 4 l/Min., Erwachsene 10 – 15 l/Min.) möglichst mit Maske dicht vor Nase und Mund des Patienten halten.
- Bei Eintrübung oder Bewusstseinsverlust: Mit Maske und Sauerstoff assistiert oder kontrolliert beatmen, Intubation möglichst vermeiden, da Schwellung, reflektorischer Herzstillstand oder Ringknorpelverletzung möglich sind.

4

5 Schmerztherapie

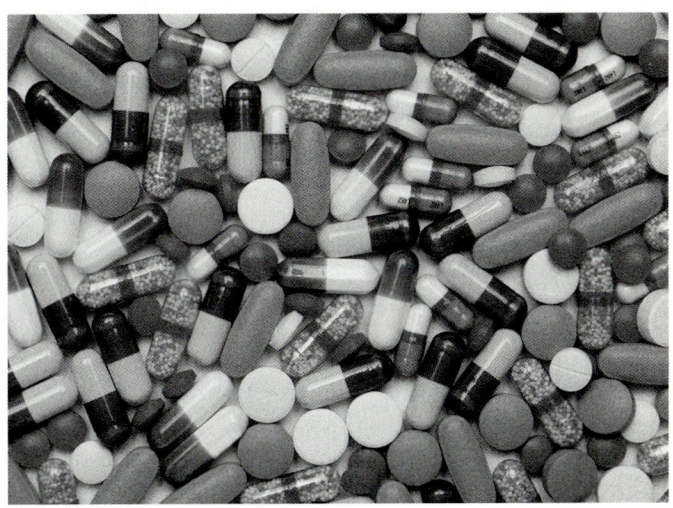

■ Wichtige Hinweise

Eine effektive Schmerztherapie gehört nach der Überwachung und Stabilisierung der Vitalfunktionen zu den Hauptaufgaben in der Notfallmedizin. Schmerztherapie ist **kein Luxus**! Schmerztherapie ist **nicht optional**! Schmerz hat viele negative Auswirkungen auf Psyche (Angst!) und Organismus und verschlechtert häufig Zustand und Prognose des Patienten durch eine sich verstärkende Abwärtsspirale. Aus diesem Grunde muss die Schmerztherapie auch **möglichst frühzeitig** begonnen werden. Das Unterlassen einer adäquaten Schmerztherapie bei einem Patienten mit starken Schmerzen könnte als Kunstfehler angesehen werden.

⚠ *Cave:* Vor einer Schmerztherapie muss sorgfältig eine Schmerzanamnese erhoben und dokumentiert werden. Dies ist für die spätere Diagnose oft entscheidend.

■ Schmerzanamnese

- Zeitpunkt des Beginns und Dauer der Schmerzen.
- Art des Beginns (schlagartig, plötzlich, allmählich; Uhrzeit).
- Ort.
- Ausstrahlung, Wanderung.
- Schmerzcharakter (krampfartig, scharf, stechend, kolikartig).
- Schmerzstärke, z. B. Skala von 1 – 10 auf der „Visuellen Analog-Skala" (VAS). Die visuelle Analogskala ist eine Skala von 0 – 10 und soll die subjektive Schmerzstärke des Patienten anschaulich machen (0 = kein Schmerz, 10 = maximal vorstellbarer Schmerz). Der Wert wird vom Patienten entweder als Zahl genannt oder „visuell" auf Bildskalen (mit „Smilies" ☺, ☹ oder einer Zentimeterskala) angezeigt. Damit lässt sich die empfundene Stärke des Schmerzes, gerade auch im zeitlichen Verlauf oder nach Gabe von Schmerzmitteln, sehr gut einschätzen: Ein VAS-Wert > 3 bedeutet: Schmerz sollte behandelt werden.
- Besserung/Verschlechterung durch Bewegung oder bestimmte Position.
- Begleitreaktionen wie Übelkeit, Erbrechen, Schweißausbruch, Schwindel, etc.
- Wiederholung? (Traten solche Schmerzen schon einmal auf?)

■ Basismaßnahmen

- Oberstes Therapieziel ist selbstverständlich die **Beseitigung der Schmerzursache**. Dies ist aber leider vor Ort nicht immer möglich. Eine weitere wesentliche Hilfe ist die **Beeinflussung der emotionalen Komponente** des Schmerzes. Fast immer geht der Schmerz auch mit Angst einher, die wiederum den Schmerz verstärkt. Es gilt deshalb: „Menschliche Zuwendung ist ein effektives Analgetikum mit großer therapeutischer Breite" (nach Madler).

- **Lagerung und Immobilisierung** sind weitere wichtige Stützen einer Schmerztherapie. Dafür sollte der Patient im Wesentlichen in der Position belassen werden, in die er sich selbst gebracht hat („Der Patient weiß am besten, wie es am wenigsten weh tut!").

■ Erweiterte Maßnahmen
- Anamnese und Begleiterkrankungen kennen und berücksichtigen.
- Medikamente möglichst intravenös verabreichen.
- Medikamente verdünnen (z. B. auf 10 ml, oder als Kurzinfusion).
- Dosierung immer vorsichtig beginnen und eventuell steigern.
- Dosis immer nach Wirkung individuell dosieren („titrieren").
- Unterdosierungen vermeiden.
  Hinweis: Die medikamentöse Therapie bedarf der Anordnung eines Arztes. Erfahrung mit der eingesetzten Substanz sollte selbstverständlich sein. Hier werden einige übliche Substanzen **nur orientierend** aufgeführt. Die alleinverantwortliche Verabreichung bedarf detaillierter Kenntnisse über die Substanzen!

■ Metamizol (Novalgin)
- Sehr gut bei krampfartigen Schmerzen (Nieren- oder Gallenkolik etc.).
- Langsame Kurzinfusion! Kann bei zu schneller Infusion schwere Blutdruckabfälle auslösen.
- Dosis: 1–2,5 g i. v.
- Tagesmaximaldosis 5 g.

■ Acetylsalicylsäure ASS (Aspirin)
- Nicht bei Blutungsgefahr (Thrombozytenfunktionsstörung).
- Gefahr von Magen- und Darmblutungen (Ulkus).
- Tabletten oder i. v.-Präparat (Aspisol).
- Dosis: 0,5–2 g i. v.
- Tagesmaximaldosis 5 g.
- **!** *Cave:* Beim gesicherten Herzinfarkt 160–500 mg p. o. oder 250–500 mg ASS i. v. geben.

■ Paracetamol (Ben-u-ron)
- Fiebersenkend, kein Blutungsrisiko.
- Als i. v.-Präparat in Deutschland nicht verfügbar.
- Dosis: 1–2 g als Zäpfchen.
- Tagesmaximaldosis 4–5 g (50 mg/kg KG).
- Dosierung bei Kindern: Initial 20 mg/kg KG; maximal 50 mg/kg KG.
- **!** *Cave:* Bei Überdosierung drohen schwere Leberschäden!

5

■ Ketamin und S-Ketamin (Ketanest S)

- Fast ideales Notfallanalgetikum.
- Immer mit niedrigen Dosen Midazolam kombinieren, dies verringert Halluzinationen und Alpträume.
- Bei höherer Dosierung wegen Speichelbildung mit Atropin kombinieren.
- Wirkdauer ca. 15 min, Wiederholungsgabe nötig.
- Aufgrund der niedrigeren Substanzbelastung und Nebenwirkungsrate sollte nur noch S-Ketamin angewendet werden. Wirkung von S-Ketamin i.v. (dosisabhängig):
  - Analgesie (0,1 – 0,25 mg/kg).
  - Analgesie und leichte Bewusstseinsstörungen (0,25 – 0,5 mg/kg).
  - Narkose (0,5 – 1 mg/kg).
  - Bei schwerem Asthmaanfall kann Ketamin unter Intubation zur Bronchodilatation eingesetzt werden (hohe Dosierung: 2,5 – 3,5 mg/kg).
- ❗ *Tipp:* Für das ältere Ketamin Dosierungen verdoppeln.

5

■ Morphin

- Mittel der Wahl beim Herzinfarkt.
- Dosis: 3 – 10 mg i.v., bei Bedarf wiederholt.
- ❗ *Cave:* Auslösung von Atemdepression! Atemstillstand möglich!
- Kann eine Histaminausschüttung bewirken (RR-Abfall, Bronchospasmus) und Erbrechen auslösen, daher mit DHB 0,5 – 1 mg oder 10 mg Psyquil (antiemetische Wirkung!) kombinieren.

■ Piritramid (Dipidolor)

- Lang wirksames Opioid.
- Geringere Rate an Übelkeit und Erbrechen als Morphin.
- Dosis: 5 – 15 mg i.v., bei Bedarf wiederholt anwenden.

■ Beruhigungsmittel

In vielen Situationen ist neben der reinen Schmerztherapie und der menschlichen Betreuung des Patienten auch eine medikamentöse Beruhigung sinnvoll. Folgende Präparate haben sich bewährt: Keine Analgetika, aber oft in Kombination oder zusätzlich angezeigt:

- **Midazolam** (Dormicum):
  - Kurzwirksames Benzodiazepin.
  - Wichtig: Gefahr der Atemdepression bei hoher Dosierung, bei schneller i.v.-Gabe, in Kombination z.B. mit Opioiden. Amnestische Wirkung (antegrad und retrograd!).
  - Dosis: Nach Wirkung in Einzeldosen à 0,5 – 1 mg i.v. titrieren.

- **Diazepam** (Valium):
  - Klassisches Benzodiazepin.
  - Lange Wirkdauer (effektiv 4 – 8 Stunden, aktive Metaboliten bis 20 Stunden).
  - Dosis: 2 – 10 mg i. v. nach Wirkung.

5

6 Spezielle Situationen bei der Ersthilfe

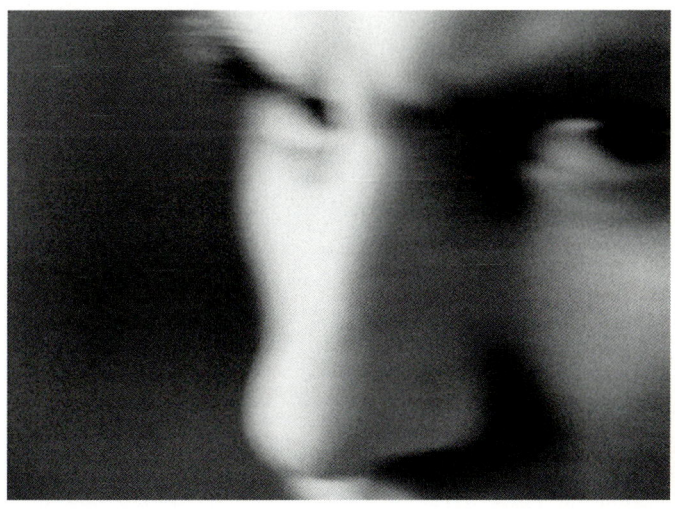

6.1   Häufige Probleme

Wer Menschen hilft, die in Not sind, stößt dabei nicht immer nur auf Menschen, die diese Hilfe auch wirklich wollen. Oft sind Patienten auch nicht in der Lage, ihre Situation richtig einzuschätzen. Als Beispiel sollen „Der betrunkene Patient" und „Der aggressive Patient" besprochen werden, aber es gibt natürlich noch eine Vielzahl anderer denkbarer Varianten.

Oft sind es auch die Begleitumstände, die das Retten schwer machen. An so etwas sollte man immer denken und versuchen, darauf vorbereitet zu sein. Erfahrung, Einfühlungsvermögen, hohe Aufmerksamkeit, aber oft auch eigene Gelassenheit sind angebracht, aber natürlich nicht einfach so zu erlernen.

Eine weitere spezielle Situation ist die Übergabe eines Patienten an Fachpersonal (z. B. im Krankenhaus, in einer Arztpraxis, an den Notarzt), wenn die unmittelbare Hilfe erledigt ist. Hier kann die gelungene Hilfe schnell einen negativen Beigeschmack bekommen, wenn die Übernehmenden dauernd kritisch nachfragen müssen und die Erleichterung oder Freude über den eigenen Einsatz schnell zunichte machen. Man sollte sich auch sehr davor hüten, Patienten mit Diagnosen zu „markieren", die noch gar nicht fundiert gesichert sind. Zu oft werden solche „Vermutungsdiagnosen" zum schicksalsentscheidenden Faktum für den Patienten. Im Zweifel sollte man sich bei der Übergabe auf die reinen Befunde beschränken. Daher halten wir auch die „Übergabe eines Notfallpatienten" für etwas, auf das man sich ein bisschen vorbereiten kann.

Situationen, in denen man nicht mehr helfen kann oder ein Mensch trotz unserer Hilfe verstirbt, gehören sicher zu den größten menschlichen Schicksalsschlägen und emotionalen Herausforderungen. Wichtig ist, sich darüber im Klaren zu sein, dass man nicht die Verantwortung trägt für den eventuell schlechten Ausgangszustand des Patienten. Es gibt Erkrankungen und Verletzungen, die einer Hilfe, und sei sie auch noch so gut, nicht mehr zugänglich sind. Umgang mit dem Tod, mit den Angehörigen, mit den eigenen Gedanken an Misserfolg und Scheitern sind im Kapitel 6.4 „Tod am Unfallort" und im Kapitel 6.5 „Der Notfall als Belastung" zusammengefasst.

6.2 Der betrunkene Patient

■ Die Situation

Alkohol ist durchaus mit einem (schlechten) Narkosemittel vergleichbar. Er kann verschiedene Gemütszustände auslösen oder verstärken. Der Patient wird zunehmend unzurechnungsfähig, die potenzielle Eigengefährdung steigt (Straßenverkehr, Unterkühlung, Treppenstürze). Ist das „Narkosestadium" so tief, dass der Patient keine sicheren Schutzreflexe mehr hat, besteht jederzeit die Gefahr der Aspiration und Erstickung. Das häufige Erbrechen bei Betrunkenen ist durch die Alkoholwirkung selbst und durch die Rückenlage hervorgerufen!

❗ *Cave:* Es besteht die große Gefahr, bei einem alkoholisierten Patienten andere Krankheiten oder begleitende Verletzungen zu übersehen.

- Oft werden alle Symptome vorschnell dem Alkohol zugeschrieben: Besonders tückisch ist die gleichzeitig vorhandene Hirnblutung (durch Sturz) mit Bewusstseinstrübung.
- Ein betrunkener Patient kann sehr unangenehm, schwierig und nicht ganz ungefährlich zu untersuchen sein.
- Häufig wird ein Betrunkener erst dadurch auffällig und als „Patient" erkennbar, dass er stürzt oder durch andere Verletzungen zu Schaden kommt.
- Nicht außer Acht gelassen werden sollte auch die Möglichkeit, dass noch andere Drogen oder Medikamente zusätzlich eingenommen wurden.
- Häufig liegt gleichzeitig eine Hypothermie vor.
- Ein Alkoholrausch (Intoxikation) muss immer ernst genommen werden!
- Eine Bagatellisierung, wie sie bei Laien, aber auch beim geschulten Personal immer wieder vorkommt, kann fatale Folgen haben!
- Die richtige Diagnose für einen „normalen Besoffenen" ist nämlich häufig „akute Alkoholintoxikation". Daher gehört er in die Klinik – zumindest bis zum Ergebnis der Blutalkoholbestimmung!
- Im Übrigen kann eine Verharmlosung früher oder später zu einer Anzeige wegen unterlassener Hilfeleistung führen!

❗ *Merke:* Ein Betrunkener sollte nie allein gelassen werden!

■ Basismaßnahmen

- Notarzt rufen.
- Bewusstsein, Atmung und Kreislauf regelmäßig überprüfen.
- Bei Bewusstlosen und Bewusstseinsgetrübten stabile Seitenlagerung (s. S. 14) durchführen.

- Wenn möglich, Patienten auf Begleitverletzungen untersuchen. Vorsicht vor aggressiven Patienten! Vorsicht auch vor den Umstehenden (Freunde, Bekannte, Angehörige des Patienten) – sie können unsere Maßnahmen als Einmischung oder Angriff empfinden und sich entsprechend heftig gegen die Helfer zur Wehr setzen!

■ **Erweiterte Maßnahmen**
- Venösen Zugang legen.
- Blutzucker bestimmen.
- Gründliche Ganzkörper-Untersuchung durchführen.
- Pupillengröße und -reaktion wiederholt kontrollieren.
- Wärmeverluste vermeiden.
- Evtl. Intubation und Beatmung.

🛑 *Cave:* Bei V. a. eine Alkoholintoxikation oder eine Mischintoxikation und zum Ausschluss von Begleitverletzungen Patienten immer zur Überwachung ins Krankenhaus bringen (nicht am Krankenhauseingang „abwimmeln" lassen)!

6.3 Der aggressive Patient

■ **Die Situation**

Immer wieder wird man auf Patients treffen, die dem vermeintlichen Retter nicht erleichtert und freundlich gegenüberstehen, sondern aggressiv reagieren. Besonders gefährlich ist dies, wenn man nicht damit rechnet. Die Aggressivität kann verschiedene Ursachen haben:

- Der Patient wollte gar nicht, dass jemand gerufen wird.
- Der Patient ist so verändert, dass er gar nicht mehr erkennt, hilfsbedürftig zu sein.
- Der Patient will fliehen, z. B. nach einer begangenen Straftat.

Auslöser für Aggressionen gibt es viele:

- Akute Erregungszustände.
- Psychische Krankheiten.
- Organische Schädigungen (Hirntumoren).
- Intoxikationen mit Alkohol oder Drogen.
- Aggressionen ohne erkennbare Auslöser!

■ **Basismaßnahmen**

- Situation und Räumlichkeiten erfassen und zunächst **Abstand halten**.
- Immer Rückzugsweg offenhalten, nie abschneiden lassen.
- Im Zweifel **Polizei** zur Eigensicherung anfordern und abwarten.
- Ruhig, aber selbstbewusst auftreten.
- Nie selbst aggressiv werden (weder in Wort noch Tat).
- Verständnis äußern, Hilfe anbieten, Gespräch in aller Ruhe vorschlagen.
- Dem Patienten versichern, dass man zur Hilfeleistung gekommen ist.
- Nicht den Helden spielen wollen.
- Eventuell professionelle psychiatrische Hilfe anfordern.

■ **Zwangsbehandlung gegen den Willen des Patienten**

Grundsätzlich ist jeder Patient als mündig anzusehen, der selbst über seinen Aufenthaltsort und seine körperliche Unversehrtheit entscheiden kann. Zuwiderhandlungen erfüllen den Tatbestand der Freiheitsberaubung und Körperverletzung. In den Notfallsituationen des Rettungsdienstes kommt es daher darauf an, die natürliche Einsichts- und Urteilsfähigkeit des Patienten zu prüfen, der sich gegen eine Behandlung oder gegen einen Transport entscheidet: Ist er bei seiner Weigerung entscheidungsfähig, d. h. kann er die Reichweite seiner

Weigerung zweifelsfrei erkennen, muss der Notarzt diese Entscheidung respektieren. Die Verweigerung und die Aufklärung über mögliche Folgen müssen schriftlich mit Zeugen dokumentiert werden. Damit ist der Rettungsdienst von seiner Hilfspflicht befreit. Besteht aber eine erhebliche Selbst- oder Fremdgefährdung oder ist der Patient nicht einsichtsfähig, wird die Verweigerung nicht als Akt freier Willensbestimmung verstanden: Der Patient muss – auch gegen seinen Willen – versorgt und transportiert werden. Hier entfällt die Hilfspflicht des Rettungsdienstes nicht!

Die Anwendung körperlicher Gewalt sollte aber, wenn irgend möglich, vermieden werden. Sie ist dann der Polizei vorbehalten (Amtshilfe – **Polizei rufen!**). Gewalt ist grundsätzlich nur als letzter Ausweg zu betrachten, kann aber ausnahmsweise nötig sein, um sich als Helfer, Unbeteiligte oder den Patienten vor sich selbst zu schützen. Das Ziel ist dabei ausschließlich, dass der Patient so ruhig gestellt ist, dass notwendige Maßnahmen an ihm vorgenommen werden können: Für eine wirksame Beruhigung sind neben ruhigem und sachlichem Vorgehen oft auch Medikamente nötig (**Notarzt rufen!**).

🔴 *Cave:* Bei Anwendung körperlicher Gewalt kann es passieren, dass sich Personen, die vorher unbeteiligt schienen, im Moment des Streits als Verbündete des Patienten entpuppen! So kann die Situation komplett entgleisen.

Notwendige Gewaltanwendung muss gut durchdacht, geplant und abgesprochen werden. Am besten lässt man dies durch die Polizei tun. Ansonsten muss man **mindestens zu sechst**, besser zu siebt sein: Jede Extremität muss durch einen Helfer gehalten werden, ein Helfer ist für den Kopf zuständig (vorher Positionen verteilen!). Nach Möglichkeit sollte ein Arzt **mit vorbereiteten Medikamenten** (für intramuskuläre Injektion) anwesend sein!

Nach Beruhigung oder medikamentöser Sedierung ist der Patient gründlich zu untersuchen (Vitalfunktionen, Blutzucker, Pupillen).

🔴 *Tipp:* Eigene Emotionen gegenüber dem Verhalten des Patienten müssen zurückgestellt werden. Keinesfalls sollte der Patient (als „Rache" für den Ärger) schlechter versorgt werden als andere. Gerade aggressive Patienten haben Hilfe und Zuwendung oft besonders nötig.

6.4 Tod am Notfallort

Dieser Abschnitt behandelt nicht die rechtlichen/organisatorischen Aspekte beim Tod am Notfallort (Leichenschau, Todesbescheinigung, Benachrichtigung von Polizei und Bestattungsunternehmen → Fachliteratur), auch nicht den Umgang des Helfers mit seinen eigenen Emotionen (s. S. 173), sondern die **erste Hilfe für die Angehörigen** bei der Bewältigung der Situation. Dabei gibt es eine Vielzahl von Umständen, die diese Aufgabe sehr erschweren können: Der plötzliche Tod eines Kindes oder eines jungen Menschen gehört zu den allerschlimmsten Erfahrungen, hier kann man nur mit intensivem Einfühlungsvermögen versuchen, eine Hilfe zu sein.

■ Verhalten bei einer Reanimation

Auch bei der Diagnose eines Kreislaufstillstandes ist die Erwartung der Angehörigen an die Retter, geschürt durch sensationelle Berichte in den Medien, teilweise unverhältnismäßig groß.

- Sprechen Sie deshalb die Lebensbedrohung für den Patienten an.
- Schicken Sie eventuell die Angehörigen aus dem Zimmer, besonders dann, wenn Sie deren Anwesenheit verunsichert oder stört (das schadet auch dem Patienten!).
- Viele Maßnahmen der Reanimation sind für den Laien nicht zu verstehen, wirken eher entwürdigend und rufen Angst, möglicherweise sogar aggressives Verhalten hervor.
- Eine Reanimation erfordert professionelle und konzentrierte Arbeit im Team, so dass auf Fragen oder Aggressivität von Angehörigen während der Reanimation kaum eingegangen werden kann.
- Lassen Sie die Angehörigen nach erfolgter Behandlung oder Stabilisierung, auf jeden Fall aber vor Beginn des Transports wieder zum Patienten.

■ Verhalten nach dem Eintritt des Todes

- Für die Todesmitteilung einen ruhigen Ort außerhalb der unmittelbaren Umgebung des Toten (z. B. benachbartes Zimmer) aufsuchen.
- Ruhig sprechen, auf Nachfrage nur sichere Fakten hervorheben.
- Keine unsicheren Diagnosen wagen.
- Angehörige nicht in ihrem Schuldgefühl bestärken; eher versuchen Schuldgefühle zu entkräften und den Angehörigen zu bestätigen, dass sie das Richtige (früher Notruf, Ersthelfermaßnahmen etc.) getan haben.

6

- Die eigene Betroffenheit nicht verbergen. Diese Gefühle stehen auch professionellen Helfern zu! Routinierte Erklärungen und gewagte Diagnosen lassen eher unnahbar erscheinen.
- Verstorbenen würdig lagern (zugedeckt im Bett o.Ä.).
- Leichnam nicht sofort wegtransportieren lassen.
- Auf Wunsch mit den Angehörigen zum Toten gehen, die Angehörigen dürfen den Toten anfassen und wahrnehmen, dass er tot ist. Den Angehörigen Zeit und Gelegenheit zum Weinen und Verabschieden lassen (Beginn der „Trauerarbeit").
- Wichtig ist anzubieten, weitere Angehörige, den Hausarzt oder einen Seelsorger zu verständigen (Telefonat), damit die Angehörigen mit dem Verstorbenen nicht allein sind. Wenn niemand kommen kann, eigene (dienstliche) Telefonnummer oder die Telefonnummer der Dienststelle als „Rettungsanker" für ein Gespräch zurücklassen.

6

6.5 Der Notfall als Belastung – Hilfe für den Helfer

■ Notfälle platzen als unerwartete und unbekannte Ereignisse in unser Leben hinein

Sie überwältigen uns und unsere Gefühle von einer Sekunde auf die andere. Dabei ist unerheblich, ob wir unseren Alltag im Allgemeinen als „Weichei" oder „harter Mann" meistern. Jeder hat Schwachstellen, und jeder hat bestimmte Konstellationen und Phasen, in denen die eigene Gefühlswelt anfälliger ist für Belastung als sonst. Ist es überhaupt eine Schwäche, sich von dramatischen Ereignissen sofort gefangen nehmen zu lassen? Ist es nicht vielmehr völlig normal? Dieses Kapitel soll zeigen, welche Reaktionen auf eine Extremsituation normal sind und wie wir uns und anderen helfen können, sie durchzustehen.

■ Notfälle und Extremsituationen machen uns Angst

Sie treffen uns im Innersten, wo wir am verwundbarsten sind. Denn auch wenn wir als stark, beherrscht und lebenserfahren gelten, haben wir keine Übung darin, mit plötzlichen traumatischen Ereignissen souverän umzugehen; keiner von uns hat Handlungs-oder Reaktionsmuster, die immer greifen. Unsere Angst macht uns hilflos, verletzbar und ohnmächtig: wir sind blockiert, verlieren die Kontrolle über uns. Wir können nicht mehr „geradeaus denken", wir sind „vor Angst gelähmt", wir „machen uns vor Angst in die Hose" - im wörtlichen wie im übertragenen Sinn.

Ein Notfall kann uns jeden Tag treffen. Dabei können wir selbst das Opfer sein oder auch bloß ein Augenzeuge, ein Ersthelfer, ein professioneller Helfer von Polizei, Feuerwehr oder Rettungsdienst. Unabhängig davon, ob wir den Notfall nur aushalten, mit ansehen oder bei ihm helfen müssen, erschüttern uns die Situation, der Anblick, die Geräusche und Schreie, die Gerüche bis ins Mark.

Die entstehende Angst alarmiert uns. Angst bereitet uns darauf vor, zu fliehen und uns zu schützen. Sie schärft unsere Sinne, damit wir die Situation und die Gefahren schnell erfassen und uns entfernen. Sie mobilisiert geistige und körperliche Reserven, die wir für die Flucht oder die Bekämpfung der Gefahr brauchen. Für den Helfer am Notfallort geht es aber nicht darum, sich zu entfernen. Er muss vielmehr dort bleiben und helfen. Wenn uns das Ereignis zu hart und unvorbereitet trifft, sind unsere Reserven aber schnell aufgebraucht. Wir bleiben zurück als ein „Häufchen Elend", verzweifelt und unfähig, einen klaren Gedanken zu fassen. Stattdessen prasseln alle Geschehnisse ungeschützt auf uns herab. Wir schreien, weinen, zittern – geordnetes Denken und Handeln ist da nicht mehr möglich.

6

In vielen Fällen wissen wir genau, wovor wir Angst haben. In Notfallsituationen haben wir Angst ohne zu wissen woher. Zu plötzlich, zu unbekannt und zu unüberschaubar ist das Ereignis, in dem wir uns vom einen auf den anderen Moment wiederfinden.

Selbst für die ausgebildeten Helfer im Rettungsdienst sind viele Situationen bekannt, in denen – obwohl sie durch Ausbildung und Erfahrung eher darauf vorbereitet scheinen – die emotionale Belastung und der Stress alles Gelernte und Geübte vergessen macht und die Einsatzkräfte nur noch lähmt und verletzt: Notfälle, bei denen ein totes Kind geborgen oder ein schwerverletztes Kind gerettet werden muss, Notfälle mit Familienangehörigen oder Bekannten unter den Opfern, Notfälle mit akuter Lebensgefahr für die Einsatzkräfte, Notfälle mit mehreren Verletzten oder Toten, Notfallorte, an denen gesundheitsgefährdende Stoffe austreten.

Die Reaktionen bei Opfern, Beteiligten oder Helfern sind in aller Regel nicht vorhersehbar: Zu unterschiedlich sind eigene Verfassung, Erfahrung und Belastungsfähigkeit, als dass man einigermaßen sicher abschätzen könnte, wer bei welchem Ereignis wie und wie lange eine Belastungsreaktion zeigt. Vielleicht ist es aber möglich, in Bezug auf Lebensalter oder Lebenserfahrung, soziale Integrität durch Freundschaft oder Partner sowie die individuelle Verletzbarkeit einzelne Gefährdete oder mögliche Risikogruppen zu erkennen.

■ Normale Angstreaktionen

Nicht nur Großschadensereignisse, Katastrophen oder Gewaltdelikte tragen wir wie einen Rucksack als schwere Last mit uns herum, sondern auch oder gerade die „normalen" Notfälle, um die niemand großes Aufheben macht: Ein dumpfes Angstgefühl, Erinnerungen an den Notfallort, an beteiligte Menschen, an akustische Eindrücke oder Geräusche, an bestimmte Gerüche oder bestimmte Farben brennen sich in unser Gedächtnis ein und lassen uns nicht mehr los. Später kommen sie plötzlich, ohne Vorwarnung, wie ein Vorhang wieder über uns und lassen sich nicht abwehren oder ignorieren: Scheinbar zusammenhanglos treffen uns plötzliche Wiedererlebenssyndrome („Flash backs" - szenenhafte Erinnerungen an einzelne Momente, Geräusche oder Gerüche) oder eine innere Bedrängnis in Situationen, die der erlebten in irgendeiner Weise ähneln oder mit ihr in Zusammenhang stehen. Teilweise merken wir, dass bestimmte Ereignisse in unseren Träumen wiederkehren und uns schweißgebadet aufwachen lassen. Manchmal meiden wir unbewusst Situationen, die uns Erinnerungen wieder lebendig werden lassen: bestimmte Plätze oder Straßen, Tageszeiten oder Stimmungen. Manche Menschen bauen auch eine scheinbar gleichgültige Distanz zu dem Erlebten auf, weil Gefühle wie Angst, Schrecken, Ärger, Trauer oder auch Freude und Erleichterung immer wieder aus ihnen herausgesaugt worden sind.

Diese Reaktionen gelten innerhalb bestimmter Grenzen als völlig normal und klingen in der Regel von selbst nach einigen Tagen wieder ab. Nicht normal ist es jedoch, wenn diese Symptome über Wochen hinweg anhalten oder erst nach einigen Wochen Abstand zum Ereignis auftreten: Dann besteht eine manifeste posttraumatische Belastungsstörung, bei der das traumatische Erlebnis zu langfristigen psychischen Störungen führen kann oder in zerstörerischen Handlungen mit Gewalt gegen sich selbst oder andere gipfelt.

■ Nicht normale Reaktionen

Es gibt Reaktionen, die über das hinausgehen, was wir als normale Gefühlsäußerungen in einer Notfallsituation bezeichnen. Sie sind für die Verarbeitung des Erlebten nicht hilfreich, bergen aber stattdessen Gefahren für uns selbst und andere in sich. Sie zu erkennen und die richtigen Konsequenzen zu ziehen, ist aber besonders wichtig: Bei der **überaktiven Reaktion** laufen Menschen in leerer Betriebsamkeit umher, ohne etwas Strukturiertes oder Sinnvolles zu tun. Vielmehr bewegen sie sich unkontrolliert mitten im Gefahrenbereich umher und laufen zusätzlich Gefahr, andere mit ihrer Aktivität anzustecken. Bei der **kindlichen Reaktion** treten Verhaltensmuster auf, wie wir sie von ängstlichen Kindern kennen: Menschen wimmern und weinen, klammern sich fest an eine andere Person, bei der sie Halt finden wollen, und lassen sie nicht mehr los. Dadurch kann aber ein anderer Helfer selbst gebunden und daran gehindert werden, sich selbst oder andere in Sicherheit zu bringen. Die **depressive Reaktion** ist geprägt von Apathie und Antriebsarmut, die Menschen haben keinen Bezug mehr zur Realität, trennen und entfremden sich vom sinnvollen Handeln und ihrer sicheren Umgebung. Gefahrenorte und gefährliche Handlungen werden nicht mehr als solche erkannt, stattdessen irren diese Menschen in der Gefahrenzone umher oder halten sich dort auf.

■ Vegetative Symptome

Schon während der akuten Belastungssituation, aber auch erst eine Zeitlang nach dem Ereignis, reagieren Betroffene mit schreckhafter Unruhe, plötzlichen Schweißausbrüchen und Herzrasen. Hinzu kommen Konzentrationsschwierigkeiten und Übererregbarkeit, teilweise breiten sich übertriebene Aufmerksamkeit und Vorsicht aus. Schon auf normale Vorgänge des täglichen Lebens wird dann in einer Weise reagiert, als wären es Notfälle. Und schon eine harmlose Störung kann eine Explosion der Angst auslösen. Weitere Symptome hindern daran, zur Ruhe zu kommen und Entspannung zu finden: Einschlafstörungen und Schlaflosigkeit führen zu Übermüdung und Tablettenmissbrauch. Bisweilen führen Schuldgefühle, Selbstzweifel und Versagensängste zu Depressionen und Selbstmordgedanken.

6

■ Hilfsmöglichkeiten

„Trauma work is difficult" - die Hilfe bei der Verarbeitung von traumatisierenden Ereignissen erfordert sehr viel Fingerspitzengefühl und Einfühlungsvermögen. Sie ist aber sehr wichtig und sollte nicht als „Psychogelabere" oder Wichtigtuerei abgetan werden. Das Schlagwort „Die Zeit heilt alle Wunden" ist zur Bewältigung einer emotionalen Belastungssituation sicher fehl am Platz.

In Situationen, die „an die Nieren gehen", kann und sollte den Betroffenen bereits am Notfallort geholfen werden, damit sich die ersten Symptome nicht zu weitreichenden psychischen Störungen ausbreiten können. Eine wichtige Hilfe ist Taktgefühl gegenüber dem Betroffenen, Anerkennung und Wertschätzung seiner Person als Helfer. Hier sind laute Töne ebenso wenig am Platz wie plumpe Aufmunterung („Kopf hoch - das wird schon wieder!") oder kritische Bemerkungen („Das hättest du doch besser machen müssen!").

Es ist wichtig, eine räumliche Distanz zwischen dem Helfer und dem Ereignis aufzubauen und belastende Details (Anblick, Geräusche, Menschen usw.) von seiner Person fernzuhalten. Gut ist es, wenn man den Helfer in eine ruhige, persönliche Umgebung bringen kann, wo er der Situation und den Blicken anderer nicht ausgesetzt ist.

Helfer mit den vorher erwähnten „pathologischen Reaktionen" (überaktive, kindliche oder depressive Reaktionen) sollte man zügig ganz aus dem Notfallgeschehen abziehen und an einem separaten Ort beaufsichtigen lassen. Denn Selbstgefährdung durch überschießende Reaktionen muss dabei ebenso vermieden werden wie die Inanspruchnahme und Bindung wichtiger Helfer am Notfallort.

Dann muss man herausbekommen, in welchem Maß und auf welche Weise das Erlebte aufgearbeitet werden soll. Unmittelbar nach dem Einsatz sollen Beteiligte ihre Erlebnisse und Empfindungen offen aussprechen. Das erleichtert den Zugang zu der traumatischen Situation und die Lösung vom Ereignis. Es hilft, Vertrauen und Sicherheit wiederzugewinnen, den „festen Boden unter den Füßen". Wenn möglich, sollte man eine externe Person hinzuzuziehen, die den Betroffenen nicht persönlich kennt, aber möglichst aus der gleichen Berufsgruppe „vom Fach" kommt, weil sie dann eher als gleichwertiger Gesprächspartner akzeptiert wird. Das Gespräch mit Berufspsychologen wird in dieser frühen Phase häufig verweigert. Möglicherweise kann aber hier bereits die Entscheidung für eine spätere professionelle Therapie gebahnt werden.

Die professionelle Therapie wird von Menschen durchgeführt, die in der Traumapsychologie ausgebildet sind, also meist Psychologen oder Mediziner aus dem Bereich der Psychiatrie und Psychosomatik. Sie kann unterstützend begleitet werden durch Angehörige verschiedener Berufsgruppen wie Pädagogen, Sozialarbeiter, Theologen und Ärzte.

Bei größeren Hilfsorganisationen in Rettungsdienst oder Feuerwehr gibt es spezielle Einsatznachsorgeteams, die sich mit einem schwierigen Einsatz auseinandersetzen und Gespräche mit den betroffenen Helfern durchführen. Diese Gruppengespräche finden nicht direkt nach dem Ereignis, sondern etwa einen Tag später statt und sollen die Möglichkeit geben, das emotionale Tal zusammen mit anderen zu durchschreiten. Vor anderen Betroffenen und geschulten Gesprächsleitern soll jeder die Möglichkeit bekommen, seine Gefühle zu formulieren („sich auszukotzen"), eigene Symptome und Stimmungen zu schildern. Im Gespräch werden Möglichkeiten aufgezeigt, wie man konkret mit der eigenen Situation umgehen kann. Darüber hinaus wird fachtherapeutische Hilfe angeboten und auch vermittelt.

■ Wie lassen sich traumatische Belastungen für Helfer vermeiden?

Traumatische Ereignisse zu bewältigen, ist nicht nur eine Frage von Übung. Zu verschieden sind Emotionen und Belastungssymptome bei jedem Einzelnen, zu unterschiedlich sind die eigenen Voraussetzungen wie Lebensalter, Erfahrung, eigene Gefühlswelt, soziale Beziehungen usw. Außerdem wechseln die Ereignisse, die uns zu bestimmten Zeiten ängstlich, verzweifelt und ohnmächtig werden lassen. Für die Bewältigung von Krisen gibt es keine Patentrezepte.

Hilfreich sind aber Strategien, die das Eintreten von Hilflosigkeit und Ohnmacht von vornherein vermeiden können. Dazu kann man sich als ehrenamtlicher Helfer, als Rettungsassistent, Feuerwehrmann oder Arzt bestimmte Szenarien gedanklich ausmalen oder an organisierten Planspielen teilnehmen. Dadurch kann man üben, auch in „Horrorsituationen" nicht alles an sich heranzulassen, sondern sich auf das Wesentliche des Notfalls, die unmittelbare Hilfe, zu konzentrieren. Viele Rettungskräfte können sich nach einem Einsatz beispielsweise nicht mehr an Einzelheiten wie die Farbe des verunfallten Autos erinnern oder daran, ob der Verletzte braune oder blonde Haare hatte. Darüber hinaus lernt man mit dieser Strategie, wie viel man sich selbst und den eigenen Gefühlen zutrauen kann. Gleichzeitig erfährt man auch, wo die eigenen Fähigkeiten und das Selbstvertrauen an eine Grenze stoßen.

Einsatzleiter haben in solchen Belastungssituationen die Aufgabe, die psychischen Gefährdungen für ihre Mitarbeiter zu erkennen und mit ihrer Führung dazu beizutragen, Belastungen von ihnen fernzuhalten. Ruhiges und bestimmtes Auftreten mit klaren Anweisungen sind dabei ebenso wichtig wie die Organisation rechtzeitiger Ablösung und Erholungspausen. Ein Einsatzleiter sollte seine Mitarbeiter gut genug kennen, um nicht den labilsten Menschen für die schwierigsten Aufgaben vorzusehen.

Jeder sollte seine Grenzen kennen und sich nichts Falsches zutrau-en. Rechtzeitig Hilfe und Ablösung holen, Aufgaben abgeben und Hil-fen annehmen sind Eigenschaften eines „starken Helfers". Von einem Helfer, der alles zur selben Zeit leisten will, aber im Endeffekt nichts Sinnvolles tut, hat im Notfall niemand etwas.

6

6.6 Übergabe eines Notfallpatienten

■ Grundlagen

Die Übergabe des Notfallpatienten aus der Betreuung des Erstversorgenden (Ersthelfer, Rettungsassistent, Notarzt) in die Weiterbehandlung durch den (Klinik-)Arzt hat zum Ziel, den aufnehmenden Arzt in **knapper und präziser Form** mit **allen wichtigen und relevanten Informationen** auf den gleichen Kenntnisstand zu bringen, den der Übergebende zu diesem Zeitpunkt hat. Dabei ist zu beachten, dass diese Mitteilungen das weitere Vorgehen sehr beeinflussen können (Erweiterung der Diagnostik usw.). Der Erstversorgende hat als einziger die Informationen vom Notfallort aus erster Hand, oft vom noch wachen Patienten selbst, deshalb gilt:

❗ *Tipp:* Augen auf, zuhören, möglichst viele Begleitumstände erfassen!

■ Inhalt der Übergabe

Die Übergabe, die gedanklich schon während des Transports vorbereitet werden sollte (evtl. auch mit **Notizzettel!**), erfolgt möglichst nach einem festgelegten Schema, damit alle Informationen vollständig weitergegeben werden:

- Mit Namen und Alter des Patienten beginnen: Man bringt nicht „einen akuten Bauch" oder „einen Herzinfarkt". Besser ist: „Das ist Herr Müller, 45 Jahre alt".
- Kurz auf die **aktuellen Vitalfunktionen und Hauptprobleme** eingehen, damit der Übernehmende sofort das Wichtigste in einem Satz erfährt.
- Akutanamnese schildern:
  - Erste Krankheitszeichen (wann?).
  - Zeitlicher Verlauf.
  - Bei Unfällen ist der genaue Unfallhergang von besonderer Bedeutung, weil er evtl. Rückschlüsse auf Begleitverletzungen zulässt.
- **Situation beim Eintreffen** und den Zustand des Patienten zu diesem Zeitpunkt schildern. Besonders wichtig: Bewusstseinslage, Atmung und Kreislauf.
- Bisher durchgeführte Maßnahmen und Verlauf auf dem Transport mitteilen.
- Verdachtsdiagnosen und evtl. Differenzialdiagnosen äußern:
  - Wenn man keinen sicheren Anhalt für eine Diagnose hat, sollte man sie bewusst offen lassen.

6

▌ *Cave:* Fehlvermutungen und Spekulationen bringen den Aufnehmenden womöglich auf einen falschen Weg! Einmal behauptete „Diagnosen" kleben oft erstaunlich lange am Patienten.

- Besondere **Umstände** angeben, wie z. B. Auffindesituation (z. B. soziales Umfeld, Milieubesonderheiten), bedeutende Vorerkrankungen/Medikamente des Patienten wie z. B. Herzmedikamente, blutverdünnende Präparate. Auch Hinweise auf Infektionskrankheiten!
- Namen und Telefonnummer mit dem Übernehmenden austauschen, damit man bei Unklarheiten nachfragen kann.
- **Wichtig:** Der Mensch, zu dem der Helfer in der akuten Situation eine vertrauensvolle Beziehung aufgebaut hat, wird im Krankenhaus wieder zu „einem Patienten von vielen". Angst, Unsicherheit, Bedrohungsgefühl sind wieder voll da, wenn der Patient von Unbekannten behandelt wird. Unterschätzen Sie nicht die Rolle und die Wichtigkeit des Ersthelfers für den Patienten!

6

7 Prävention und Management von Zwischenfällen (Crisis Resource Management CRM)

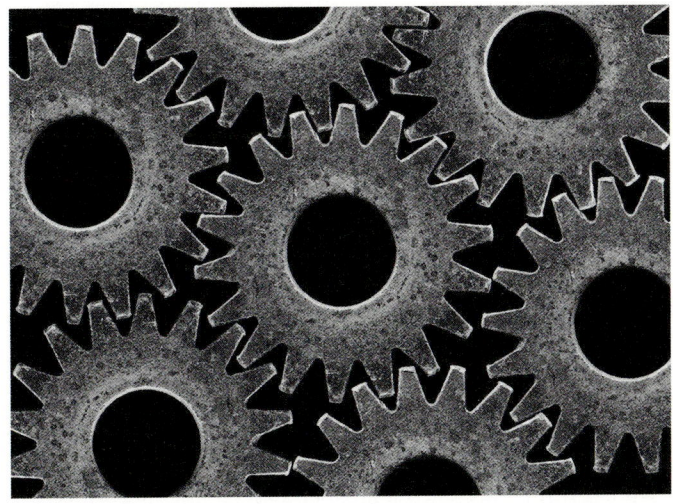

7

■ Grundlagen

Das „**allgemeine Zwischenfallmanagement**" wird aus der Luft- und Raumfahrt abgeleitet auch als "**Crisis Resource Management (CRM)**" bezeichnet.

Viele „Fehler", die in der Notfallmedizin und vergleichbaren Tätigkeitsgebieten gemacht werden, sind durch sog. „**menschliches Versagen**" bedingt. Das bedeutet, dass die meisten Fehler ihren Grund nicht in mangelndem theoretischen Fachwissen haben, sondern in der praktischen Umsetzung und Anwendung von theoretisch vorhandenem Wissen unter Alltagsbedingungen. Viele Faktoren können dazu beitragen, sein eigenes Wissen nicht „auf den Boden" zu bekommen. Unter anderem:

- Betroffenheit.
- Kommunikationsprobleme (verstehen und verstanden werden).
- Ablenkung am Notfallort.
- Einfluss von anderen Teammitgliedern.
- Fixierung auf andere Diagnosen (sog. „Fixierungsfehler").
- Zeitdruck.
- Tageszeit, eigene Fitness.
- Stress.

Es ist wichtig zu erkennen, dass Menschen „Fehler" machen. Niemand ist perfekt. Man muss mit Fehlern rechnen. Man darf sie nicht „verteufeln", sondern muss ihre wahren Ursachen suchen. Jeder darf Fehler machen. Er darf sie nur nicht immer wieder machen. Über Fehler sollte im Team gesprochen und Möglichkeiten ihrer Prävention gesucht werden. Die Tabuisierung von Fehlern („Culture of Blame") sollte einem offenen, produktiven Umgang damit weichen. In der Medizin wurden speziell im Bereich der Anästhesie Möglichkeiten entwickelt, diese häufige Art von Fehlern zu reduzieren.

■ Ein bisschen Theorie

Die oben genannten Störfaktoren beeinflussen die Tätigkeit in der Notfallmedizin permanent. Notfallmedizin ist ereignisabhängig und dynamisch, es herrscht oft Zeitdruck und man arbeitet im Team. Risiko und Unsicherheit sind groß. Die Ziele, nämlich Erhaltung von Gesundheit und Rettung von Menschenleben, sind hoch. Damit ist die Notfallmedizin ein **Hochrisikobereich** und kann als **komplexe Arbeitsumgebung** bezeichnet werden (vergleichbar der Kernkraft, Luftfahrt und ähnlichen Bereichen). **Entscheidungen** innerhalb solcher komplexen Arbeitsumgebungen erfordern einen speziellen **dynamischen Entscheidungsfindungsprozess (dynamic decision making)**. Dabei werden Entscheidungen im klassischen Sinne gar nicht getroffen. Es handelt sich vielmehr um eine **kontinuierliche Überwachungsaufgabe mit ständiger Anpassung des Vorgehens**.

Der ständig neu zu durchlaufende Überwachungszyklus besteht aus:

- Beobachtung.
- Entscheidung.
- Durchführung und
- Überprüfung des Erfolges (Reevaluierung).

Teamwork ist eine weitere wichtige Komponente, der besondere Aufmerksamkeit geschenkt werden muss. Nur ein gut eingespieltes, harmonisch arbeitendes Team kann gut funktionieren. Gute und klare Kommunikation ist eine wichtige Voraussetzung für Teamarbeit.

■ Praktische (taktische) Regeln

- Achten Sie auf Ihre eigenen Fähigkeiten und Einstellungen. Stellen Sie sich vor, der Patient wäre ein Angehöriger!
- **Verteilen Sie die Arbeitsbelastung**; überschätzen Sie sich nicht. Der Mensch ist nicht sehr „multi-tasking"-fähig!
- Verwenden Sie Merkhilfen und Gedächtnisstützen (Checklisten), um sich in der Akutsituation zu entlasten.
- Erklären Sie eine Situation lieber früh als spät zum (lebensbedrohenden) Notfall und handeln dann entsprechend entschlossen (schalten Sie in den „Emergency-Modus").
- **Kennen Sie Ihren Arbeitsplatz** und die Ausrüstungsgegenstände.
- Kennen Sie Ihr Team und die Fähigkeiten Ihrer Teammitglieder. Fähigkeiten optimal ausnutzen, aber niemand überfordern!
- Sprechen Sie sich im Team über die Aufgabenverteilung im Voraus ab (sog. „Briefing").
- **Achten Sie auf gute Kommunikation im Team!**
  - Laut und deutlich reden, aber nicht schreien.
  - Anordnungen oder Fragen klar und präzise formulieren.
  - Anweisungen nicht einfach in den Raum werfen; sprechen Sie Personen direkt (mit Namen) an.
  - Kommunikationsschleife schließen (Anordnungen wiederholen; sog. „read-back").
  - Offene Kommunikationsatmosphäre fördern (jeder darf reden).
  - Keine Rechthaberei während des Einsatzes; Probleme hinterher klären.
- Achten Sie darauf, dass es einen Teamleiter gibt.
- Sorgen Sie dafür, dass dieser Leiter alle Informationen erhält.
- Beziehen Sie alle verfügbaren Informationen in Entscheidungen mit ein.
- Korrelieren Sie erhobene Daten miteinander.

7

- Planen Sie voraus („always fly ahead of your plane") und seien Sie vorbereitet.
- Fordern Sie rechtzeitig geeignete Hilfe an.
- Überlegen Sie ruhig und genau, bevor Sie irreversible Maßnahmen durchführen (z. B. Relaxierung)!
- **Rule out worst case!** (Im Zweifel den schlimmsten Fall annehmen.)
- Beurteilen Sie die Gesamtsituation immer wieder neu und überprüfen Sie, ob Ihre Annahmen (Verdachtsdiagnosen) immer noch gültig sind („Re-Evaluierung")!
- Verhindern Sie Fixierungsfehler (man hält an einer Überzeugung fest, obwohl es Gründe gibt, die dagegen sprechen). „Habe immer an allem Zweifel"!
- Führen Sie nach Einsätzen offene Besprechungen mit dem Team durch (sog. **„Debriefing"**):
  - „Think positive": Was war gut? Was können wir noch besser machen?
  - Nicht fragen: Wer hat was falsch gemacht? Es geht nicht darum Schuld zuzuweisen, sondern die Versorgung zu verbessern. Wir sind alle „nur" Menschen.

■ Training

Maßnahmen in der Notfallmedizin müssen **schnell und routiniert** durchgeführt werden, um effektiv sein zu können. Der Zeitdruck erlaubt oft kein herleitendes Nachdenken. Diese Leistung unter den oft ungünstigen Bedingungen zu bringen, erfordert ein **regelmäßiges Training** bestimmter **Abläufe (Algorithmen)**, wie Reanimation (BLS, ACLS), Atemwegsmanagement, Vorgehen bei Anaphylaxie u. a. Diese müssen bewusst „übertrainiert" werden, damit sie wirklich *„wie im Schlaf"* angewendet werden können.

Gut geeignet sind dazu die immer öfter angebotenen Mega-Code-Kurse: komplexes Notfall- und Reanimationstraining im Team an einer „intelligenten" Rea-Puppe.

Eine **optimale Trainingsmöglichkeit** bieten die neuen **Patienten-Simulator-Systeme**. Hier wird ein Patient mit allen Körperfunktionen und der Reaktion auf Medikamente so realitätsnah simuliert, dass beim Trainierenden nach 5 Minuten das Gefühl aufkommt, einen echten Patienten zu behandeln. Dadurch erreicht man ein unglaublich realistisches Training mit allen Möglichkeiten zum Lernen auch unter Stressbedingungen. Leider sind diese Patienten-Simulator-Systeme bei weitem noch nicht überall verfügbar. Dies liegt unter anderem an den hohen Kosten (ca. 500 000 DM). Es werden aber erfreulicherweise immer mehr Kurse an solchen Simulatorzentren angeboten. Eine solche Chance sollte man unbedingt nutzen.

Ganz neu ist jetzt eine neue Generation von Notfall-Trainingspuppen auf den Markt gekommen. Sie sind zwischen den großen Simulator-Systemen und den bisherigen Mega-Code-Puppen anzusiedeln (SimMan, Fa. Laerdal). Die Geräte sind mobil, einfach und schnell aufzubauen und sehr robust. Diese Geräte dürften interessante Anwendungsmöglichkeiten für realistisches Notfallmedizin-Training bieten.

(Anmerkung: Der Autor M. Rall ist seit Jahren in der Patienten-Sicherheits- und Simulatorforschung tätig und steht für weitere Auskünfte gerne zur Verfügung.)

7

Notfall-Medikamente und wichtige Parameter für Kinder

Alter	Neugeborene	1 Jahr	3 Jahre	10 Jahre
Gewicht (kg)	3,5	10	15	40
Herzfrequenz (1/min)	130	110	100	90
Blutdruck (mmHg)	70/50	90/60	100/60	110/60
Atemfrequenz (1/min)	40	25	20	15
Tubusgröße ID (mm)	3,0	4 + (Alter/4)	4 + (Alter/4)	4 + (Alter/4)
Tubustiefe (cm)	12	14 + (Alter/2)	14 + (Alter/2)	14 + (Alter/2)
Larynxmaske	(0)	1–2	2	3
Adrenalin i. v. 1 : 10 000, also 1 Amp. (1 : 1000) auf 10 ml NaCl 0,9% verdünnt	0,3–0,4 ml Insulinspritze verwenden	1 ml	1,5 ml	4 ml
Adrenalin in Tubus endobronchial 1 : 10 000	1–1,5 ml	3 ml	5 ml	10 ml
Atropin (Insulinspritze oder 1 : 10 verdünnt)	0,05 mg 1 ml (1 : 10)	0,1 mg 2 ml (1 : 10)	0,15 mg 3 ml (1 : 10)	0,4 mg 0,4 ml (pur)

Fortsetzung: Notfall-Medikamente und wichtige Parameter für Kinder

Alter	Neugeborene	1 Jahr	3 Jahre	10 Jahre
Na-Bicarbonat 4,2 %	7 ml	20 ml	30 ml	80 ml
Glukose	10 ml (10 %)	40 ml (10 %)	30 ml (20 %)	40 ml (20 %)
Vollelektrolyt-Lösung	10 – 30 ml/kg KG ~70 ml	10 – 30 ml/kg KG ~200 ml	10 – 30 ml/kg KG ~300 ml	10 – 30 ml/kg KG ~400 ml
Diazepam (rektal)	2,5 mg	5 mg	5 mg	10 mg
Paracetamol (rektal)	–	125 – 250 mg	250 mg	500 – 1000 mg
Sauerstoff	akut 100 %	akut 100 %	akut 100 %	akut 100 %

Wichtig ist die richtige Dosierung, das Verwenden vernünftiger Verdünnungen und das konsequente Nachspülen mit NaCl 0,9 % (2 – 5 ml nach jeder Medikamentengabe).
ID = Innendurchmesser (mm)

Aus: Rall/Zieger, Akute Notfälle, Georg Thieme Verlag 2001

Sachverzeichnis